Barbara E. Wendland, M. S
et Lisa Marie Ruffolo

En finir avec les
brûlures
d'estomac

Des conseils d'experts
et plus de 100 délicieuses recettes

Traduit par Élisa-Line Montigny

Guy Saint-Jean
ÉDITEUR

Pour Olga, Rose et Elizabeth
— Barbara E. Wendland

À tous ceux qui connaissent la douleur des brûlures d' estomac.
— Lisa Marie Ruffolo

Catalogage avant publication de Bibliothèque et Archives nationales du Québec et Bibliothèque et Archives Canada

Wendland, Barbara, 1948-
En finir avec les brûlures d'estomac: des conseils d'experts et plus de 100 délicieuses recettes
Traduction de: *Chronic heartburn*.
Comprend des réf. bibliogr. et un index.
ISBN 978-2-89455-239-1
1. Reflux gastro-œsophagien — Ouvrages de vulgarisation. 2. Pyrosis — Ouvrages de vulgarisation.
3. Reflux gastro-œsophagien — Diétothérapie — Recettes. 4. Pyrosis — Diétothérapie — Recettes.
I. Ruffolo, Lisa Marie. II. Titre.
RC815.7.W4514 2009   616.3'2   C2009-941298-5

Nous reconnaissons l'aide financière du gouvernement du Canada par l'entremise du Programme d'aide au développement de l'industrie de l'édition (PADIÉ) ainsi que celle de la SODEC pour nos activités d'édition.

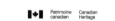 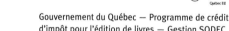

Gouvernement du Québec — Programme de crédit d'impôt pour l'édition de livres — Gestion SODEC

© Pour le texte de la première partie de l'édition en langue anglaise ayant servi à cette traduction: Barbara Wendland, 2006. Pour le texte de la deuxième partie (les recettes) de l'édition en langue anglaise ayant servi à cette traduction: Lisa Marie Ruffolo, 2006.

Publié originalement au Canada en 2006 sous le titre *Chronic heartburn* par Robert Rose inc.
120 Eglinton Ave E., Suite 800
Toronto (Ontario)
Canada. M4P 1E2

© Pour l'édition en langue française:
Guy Saint-Jean Éditeur Inc. 2009
Conception graphique: Christiane Séguin
Révision: Jeanne Lacroix
Traduction: Élisa-Line Montigny

Dépôt légal — Bibliothèque et Archives nationales du Québec, Bibliothèque et Archives Canada, 2009
ISBN: 978-2-89455-239-1

Distribution et diffusion
Amérique: Prologue
France: De Borée
Belgique: La Caravelle S.A.
Suisse: Transat S.A.

Guy Saint-Jean Éditeur inc.
3154, boul. Industriel
Laval (Québec)
Canada. H7L 4P7
450 663-1777
Courriel: info@saint-jeanediteur.com
Web: www.saint-jeanediteur.com

Guy Saint-Jean Éditeur France
30-32, rue Lappe,
75011 Paris, France.
(1) 43.38.46.42.
Courriel: gsj.editeur@free.fr

Imprimé et relié au Canada

Sommaire

Introduction

Les brûlures d'estomac, qui sont une conséquence du reflux acide, peuvent causer des douleurs persistantes et être extrêmement frustrantes. Chez certains, les brûlures d'estomac ne sont que le symptôme passager d'un malaise mineur et intermittent, tandis que chez d'autres, elles traduisent un état chronique connu sous le nom de reflux gastro-œsophagien. Ce livre se veut une source d'information complète sur le sujet. Vous apprendrez pourquoi vous souffrez de brûlures d'estomac chroniques, à quel moment vous devriez avoir recours à un traitement médical, et comment apporter certains changements à votre mode de vie — votre alimentation, en particulier —, afin de gérer vos symptômes.

Si vous souffrez de brûlures d'estomac chroniques, le présent ouvrage vous aidera à mieux comprendre ce malaise gastrique et à soulager la douleur qui l'accompagne. Voici quelques-unes des questions auxquelles nous tâcherons de répondre :

- Quels sont les symptômes, les causes et les complications liés aux brûlures d'estomac chroniques?
- Qui est susceptible de développer des problèmes de reflux acide?
- À quel moment devrais-je consulter mon médecin?
- De quelle façon les médicaments peuvent-ils m'aider à gérer mon reflux acide?
- Quels changements devrais-je apporter à mon mode de vie pour soulager mes brûlures d'estomac?
- Quel est le meilleur régime à suivre pour soulager et prévenir les brûlures d'estomac chroniques?
- Quelles sont les meilleures recettes pour éviter les brûlures d'estomac chroniques?

Nous vous suggérons de lire les premiers chapitres qui traitent des symptômes et des causes des brûlures d'estomac. Puis, référez-vous aux chapitres abordant les traitements médicaux disponibles. Vous pouvez consulter à tout moment les sections sur l'alimentation et les recettes : vous y trouverez plus de 100 recettes conçues et testées pour gérer les symptômes de reflux acide. Les aliments qui aggravent ou qui soulagent y sont identifiés et des menus sont présentés en fonction de la gravité des symptômes. Ces recettes sont bien tolérées si vous êtes sensible aux aliments à acidité élevée et à d'autres ingrédients irritants. Retrouvez la joie simple de déguster un bon repas, sans douleur, même si vous souffrez de brûlures d'estomac chroniques. Faites appel aux recettes pour contrôler vos symptômes pendant que vous regagnez un état de santé optimal.

1re PARTIE

Guérir les brûlures d'estomac chroniques

section 1

L'abc des brûlures d'estomac

Chapitre 1 Que sont les brûlures d'estomac?

Les brûlures d'estomac sont un symptôme courant de reflux gastro-œsophagien, un trouble digestif qui résulte d'un refoulement des sucs gastriques de l'estomac vers l'œsophage. En plus de la sensation de brûlure qu'il provoque au niveau du thorax, ce reflux acide se manifeste aussi en laissant un goût aigre dans la gorge, et par des douleurs au thorax. Plusieurs personnes qui en souffrent ont aussi des problèmes de régurgitation, lorsque les aliments refoulent de l'estomac dans la gorge ou dans la bouche. Ces symptômes de reflux acide sont non seulement fréquents auprès de la population en général, mais ils sont de plus en plus présents depuis les dix dernières années, en particulier en Occident, pour des raisons qu'on ne s'explique pas encore.

Lorsque ces symptômes persistent et deviennent chroniques, il en résulte parfois

LE CAS DE DANIEL

Daniel a 47 ans et est propriétaire d'une quincaillerie. Une sensation de brûlure au sternum et un goût aigre dans la bouche le réveillent régulièrement autour de 2 h du matin depuis plusieurs mois déjà. Il prend des pastilles antiacides au coucher pour soulager ses malaises. Quoique ces tablettes lui procurent un certain soulagement, elles ne fonctionnent pas aussi bien et pendant aussi longtemps qu'au début. Lorsqu'il s'assoit, il se sent un peu mieux, mais Daniel n'arrive jamais à passer une bonne nuit; il ressent toujours le besoin de se racler la gorge.

La douleur qu'il ressent l'épuise: l'absence de sommeil rend ses journées interminables. La qualité de vie de Daniel s'est détériorée graduellement au cours de la dernière année, et la situation ne fait qu'empirer. Ses symptômes, qui se présentaient autrefois après les repas et en soirée, se font maintenant sentir la plupart du temps et leur intensité change au cours de la journée. La douleur est parfois si intense que Daniel croit faire une crise cardiaque.

Lorsqu'il se décide à consulter son médecin, Daniel apprend qu'il souffre de brûlures d'estomac chroniques ou «reflux gastro-œsophagien pathologique», connu aussi sous l'abréviation RGOP.

(suite à la page 24)

une maladie appelée reflux gastro-œsophagien pathologique (RGOP). Bien qu'ils ne soient pas mortels, ces symptômes ont une incidence négative sur la qualité de vie. Dans le pire des cas, une intervention chirurgicale peut être nécessaire. Il existe de nombreux traitements offerts sous forme de médicaments en vente libre ou sous ordonnance qui, chez les personnes dont les symptômes sont graves, ne réussissent pas toujours à soulager la douleur. De plus en plus, les professionnels de la santé se tournent vers l'alimentation du patient pour trouver à la fois la cause et un traitement efficace aux brûlures d'estomac chroniques.

Définitions

Brûlures d'estomac : Le nom courant du reflux gastro-œsophagien où les «acides» dans l'estomac remontent dans l'œsophage et entraînent une sensation de brûlure au thorax. Quoique la plupart des gens souffrent de brûlures d'estomac de temps en temps, les symptômes sont qualifiés de «chroniques» lorsqu'ils se manifestent plusieurs fois par semaine et à intervalles réguliers.

Reflux acide : L'abréviation de «reflux gastro-œsophagien», le mot «acide» désignant les sucs gastriques qui remontent de l'estomac à l'œsophage.

Reflux gastro-œsophagien (RGO) : Le terme médical utilisé pour décrire les symptômes de brûlures d'estomac et de reflux acide qui peuvent se manifester de temps en temps chez n'importe qui, parfois après un repas copieux, lorsque la vidange des aliments de l'estomac se fait plus lentement.

Reflux gastro-œsophagien pathologique (RGOP) : Lorsque les symptômes décrits ci-dessus se manifestent régulièrement (deux fois par semaine ou plus) et nuisent à la qualité de vie, l'adjectif «pathologique» est ajouté pour indiquer qu'il s'agit d'un état chronique.

L'origine des brûlures d'estomac

Les brûlures d'estomac sont un trouble digestif qui se produit lorsque le processus normal de digestion se détraque.

Le tube digestif a comme rôle principal de transformer les aliments et permettre

Saviez-vous que...

Le malaise associé aux brûlures d'estomac n'est pas rare, et le reflux acide est un problème courant. Les données d'une enquête effectuée aux États-Unis révèlent qu'environ 44 % de la population est incommodée au moins une fois par mois par le reflux acide, alors que des symptômes connexes se manifestent au moins une fois par semaine chez environ 20 % de la population.

ainsi au corps de bénéficier des éléments nutritifs et des liquides essentiels à sa survie. Dans des circonstances normales, le déplacement des aliments dans le tube digestif se fait sans qu'on en soit conscient. Nous consommons des aliments, ceux-ci se déplacent dans le système digestif, et nous éliminons les déchets. En temps normal, le tube digestif fonctionne de manière imperceptible.

Or, il arrive que nous ayons conscience du fonctionnement de notre tube digestif lorsque, par exemple, le déplacement des aliments émet un gargouillement, s'il y a indigestion, ou lorsqu'il y a ballonnements, parfois après avoir trop mangé ou lorsqu'un surplus d'air pénètre dans l'estomac. Nous devenons aussi conscients de notre système digestif lorsque nous avons des brûlures d'estomac et d'autres symptômes de reflux gastro-œsophagien.

Le processus de digestion

Les aliments qui se déplacent à travers le système digestif le font grâce à des signaux envoyés aux nerfs et aux muscles qui travaillent ensemble de façon organisée et régulée pour permettre aux aliments de se déplacer dans le tube digestif.

La bouche

La digestion des aliments commence à l'intérieur de la bouche, là où les enzymes commencent leur travail de décomposition de certains aliments. La salive aide la nourriture à s'agglutiner et en facilite le déplacement de la gorge vers l'estomac. Habituellement, les aliments et les liquides passent de la bouche à l'œsophage, puis à l'estomac, de manière ordonnée, aidés par l'effet de gravité et l'action musculaire ondulatoire de l'œsophage, appelée péristaltisme.

L'œsophage

L'action d'avaler a un effet direct sur la relaxation et l'ouverture des muscles ou des sphincters, semblables à des valves, de l'œsophage. Lorsque les aliments sont avalés, un muscle, telle une valve, situé dans la partie supérieure de l'œsophage se détend et permet leur passage dans l'œsophage. Ce muscle sphincter œsophagien supérieur

(SOS) se referme ensuite. À l'intérieur de l'œsophage, un mouvement constitué de contractions déplace le bol alimentaire vers l'estomac.

Au point de jonction de l'œsophage et de l'estomac se trouve un autre muscle qui s'apparente à une valve appelée le sphincter œsophagien inférieur (SOI) au tonus élevé. Afin de permettre aux aliments d'entrer dans l'estomac, le SOI se détend. Ce muscle se contracte ensuite et se ferme pour empêcher le reflux, ou le refoulement, des sucs gastriques acides de l'estomac à l'œsophage. Cette valve laisse aussi les

PROCESSUS DE DIGESTION

Déglutition (déclenchement)

Détente du muscle sphincter œsophagien supérieur
(permet aux aliments de pénétrer dans l'œsophage)

Détente du muscle sphincter œsophagien inférieur
(permet aux aliments de pénétrer dans l'estomac)

Contraction du muscle sphincter œsophagien inférieur
(empêche le refoulement du contenu de l'estomac dans l'œsophage)

Première étape de la digestion
(les acides gastriques, enzymes et muscles décomposent les aliments)

Deuxième étape de la digestion
(les enzymes de l'intestin grêle dégagent les éléments nutritifs des aliments)

Excrétion
(les déchets alimentaires sont rejetés par le gros intestin)

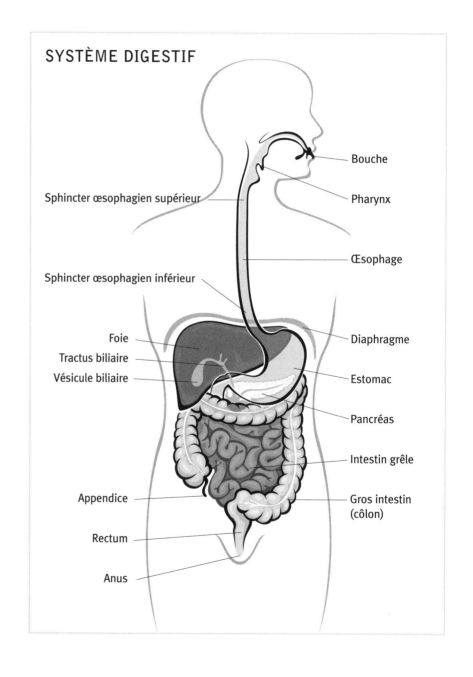

SYSTÈME DIGESTIF

- Bouche
- Pharynx
- Œsophage
- Sphincter œsophagien supérieur
- Sphincter œsophagien inférieur
- Foie
- Tractus biliaire
- Vésicule biliaire
- Diaphragme
- Estomac
- Pancréas
- Intestin grêle
- Appendice
- Gros intestin (côlon)
- Rectum
- Anus

surplus de gaz s'échapper par le biais d'une éructation ou d'un rot, diminuant ainsi la pression dans l'estomac.

L'estomac

L'estomac agit comme un réservoir dans lequel se déroule la première étape de la digestion des aliments. L'estomac sécrète des sucs digestifs, composés principalement d'acide chlorhydrique et d'enzymes peptiques, qui décomposent et stérilisent les aliments consommés. Aidés de l'action musculaire de l'estomac, ces sucs digestifs transforment les aliments solides en une substance semi-liquide. Lorsque le système digestif fonctionne de façon normale, ces sucs gastriques acides restent dans l'estomac.

Les intestins

Lorsque les aliments digérés atteignent la consistance souhaitée, ils sont ensuite poussés en dehors de l'estomac par l'entremise d'un autre muscle similaire à une valve, le sphincter pylorique, vers l'intestin grêle. Les enzymes digestives qui s'y trouvent poursuivent le travail sur les aliments. À la fin, les éléments nutritifs sont absorbés à l'intérieur de l'intestin grêle et les déchets sont éliminés par le gros intestin.

Le reflux

Le reflux acide se manifeste chez la plupart des gens à un moment ou l'autre, malgré le système étroitement régulé qui pousse les aliments dans l'estomac et la fermeture du sphincter œsophagien inférieur ; le corps dispose de moyens pour corriger la situation. En temps normal, le refoulement d'acide de l'estomac à l'œsophage entraîne des contractions musculaires à l'intérieur de l'œsophage pour lui permettre de repousser l'acide dans l'estomac. La salive déglutie et le bicarbonate sécrété par l'œsophage sont deux substances alcalines qui peuvent neutraliser l'effet de l'acide refoulé dans l'œsophage.

Un sphincter œsophagien inférieur fonctionnant normalement empêche le reflux et protège l'œsophage des dommages causés par l'acide peptique et la bile. Le reflux ne devient un problème que lorsque les symptômes sont évidents et incommodants, comme lorsque des quantités excessives d'acide refoulent dans l'œsophage et ne sont pas repoussées dans l'estomac. Ce reflux de sucs digestifs acides dans l'œsophage est la cause de la sensation de brûlure et du goût aigre qui se présente au fond de la gorge.

Lorsque ce mécanisme anti-reflux physiologique fait défaut, il s'ensuit des symptômes de reflux gastro-œsophagien, dont des brûlures d'estomac et des lésions à l'œsophage qui caractérisent le reflux gastro-œsophagien pathologique. Le sphincter œsophagien inférieur qui contrôle le passage des aliments entre l'œsophage inférieur et l'estomac perd son tonus et devient incapable d'empêcher le refoulement des sucs digestifs acides.

Un mauvais fonctionnement du sphincter œsophagien inférieur et l'ouverture du SOI peuvent également entraîner d'autres conséquences :

- les sucs acides et digestifs dans l'estomac refoulent dans l'œsophage par la valve ouverte, créant ainsi une irritation grave des tissus fragiles de l'œsophage ;
- une irritation chronique peut mener à une inflammation grave et une usure prématurée des tissus de l'œsophage et entraîner des ulcères douloureux ;
- les tissus de l'œsophage deviennent parfois tellement irrités qu'il y a saignement ;
- une irritation chronique des tissus peut conduire à la formation de tissus cicatriciels qui causent un rétrécissement de la circonférence de l'œsophage, rendant le passage des aliments plus difficile ;
- une inflammation chronique et une irritation continuelle des tissus peuvent conduire à une modification des muqueuses de l'œsophage à un état précancéreux pouvant éventuellement mener à un cancer de l'œsophage.

Les symptômes du reflux gastro-œsophagien

- Des brûlures d'estomac (une sensation de brûlure derrière le sternum)
- La régurgitation (la sensation que des aliments ou des liquides remontent dans la gorge ou dans la bouche)
- Un goût acide au fond de la gorge

Saviez-vous que...
La plupart des gens souffrent de brûlures d'estomac de temps à autre ; les symptômes ne sont qualifiés de «chroniques» que lorsqu'ils se manifestent plusieurs fois par semaine à intervalles réguliers.

COMMENT FONCTIONNE L'ŒSOPHAGE

Lorsque les aliments sont avalés, ils passent de la bouche à la gorge, ou pharynx. Un muscle étroit semblable à une valve, ou sphincter, situé dans la partie supérieure de l'œsophage se détend et permet leur passage dans l'œsophage. Le sphincter œsophagien supérieur (SOS) se referme ensuite et, à l'intérieur de l'œsophage, un mouvement de contractions appelées «ondes péristaltiques», déplace le bol alimentaire vers l'estomac.

Au point de jonction de l'œsophage et de l'estomac se trouve un autre muscle, le sphincter œsophagien inférieur (SOI), qui s'apparente à une valve et dont le tonus est élevé. Ce muscle contrôle soigneusement l'entrée des aliments dans l'estomac.

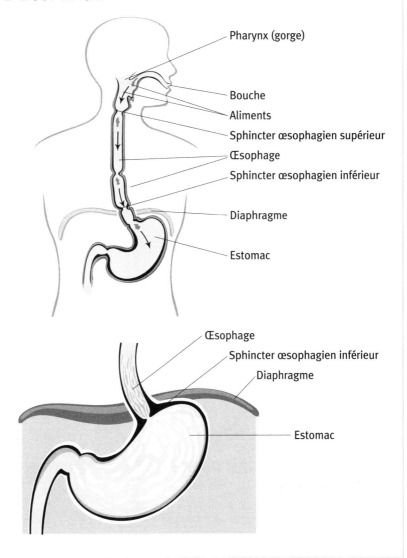

Pharynx (gorge)

Bouche

Aliments

Sphincter œsophagien supérieur

Œsophage

Sphincter œsophagien inférieur

Diaphragme

Estomac

Œsophage

Sphincter œsophagien inférieur

Diaphragme

Estomac

COMMENT SE PRODUIT LE REFLUX?

Lorsque le reflux devient un problème majeur, l'ouverture et la fermeture habituellement contrôlées par le sphincter œsophagien inférieur (SOI) se font mal. Les sucs gastriques acides commencent à remonter de l'estomac vers l'œsophage, entraînant par le fait même les symptômes habituels de douleur et de brûlure causés par les liquides acides qui irritent les délicats tissus de l'œsophage.

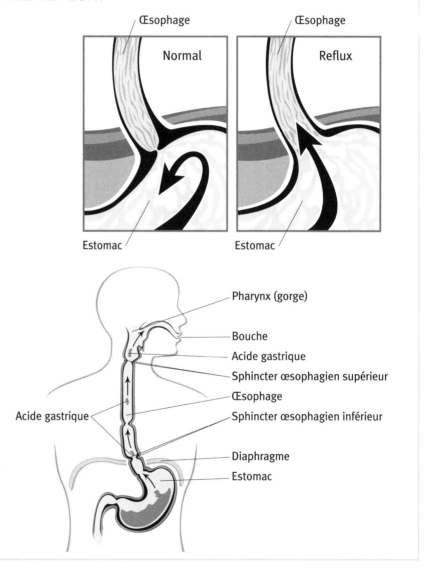

Œsophage · Normal · Estomac

Œsophage · Reflux · Estomac

Pharynx (gorge)
Bouche
Acide gastrique
Sphincter œsophagien supérieur
Œsophage
Sphincter œsophagien inférieur
Diaphragme
Estomac

Acide gastrique

- Une douleur thoracique grave (indépendante du cœur)
- Une douleur dans la région thoracique, mais aussi dans le dos
- Une douleur dans la partie supérieure de l'abdomen avec une sensation de brûlure et des nausées
- Des difficultés à avaler qui accompagnent les brûlures d'estomac et le reflux acide
- Une toux chronique et le besoin de se racler la gorge
- Une voix enrouée ou une laryngite

COMMENT SAVOIR SI JE SOUFFRE DE REFLUX GASTRO-ŒSOPHAGIEN PATHOLOGIQUE?

Q: Êtes-vous régulièrement incommodé par des brûlures d'estomac et par un goût aigre dans la gorge?

Q: Prenez-vous régulièrement des médicaments en vente libre pour vous aider à remédier à ces symptômes?

R: Si vous avez répondu «oui» aux deux questions, il est possible que vous soyez aux prises avec cette maladie.

Saviez-vous que...
Certaines personnes développent des tissus précancéreux dans la région du SOI, une pathologie connue sous le nom d' œsophage de Barrett, qui doit être suivie de près pour les risques de cancer qu' elle comporte.

Les problèmes de santé

De 40 à 50 % de la population souffre de brûlures d'estomac occasionnelles, au moins une fois par mois. Celles-ci se soulagent facilement à l'aide de médicaments en vente libre et en apportant des changements à son mode de vie, comme en cessant de fumer, en diminuant sa consommation d'alcool et en s'efforçant d'améliorer son état de santé par une meilleure alimentation, de l'exercice physique et une bonne gestion du stress. Ces mesures peuvent soulager les brûlures d'estomac et les autres symptômes de reflux gastro-œsophagien. Parfois, cependant, ces symptômes peuvent s'aggraver et mener à des problèmes de santé graves.

L'inflammation chronique

À long terme, certaines personnes développent des problèmes de reflux acide persistants pouvant conduire à une réaction inflammatoire chronique plus grave. Les sucs digestifs acides qui s'accumulent et restent emprisonnés dans la région du sphincter œsophagien inférieur peuvent endommager les tissus de l'œsophage et entraîner des saignements et des ulcères à l'intérieur de l'œsophage, ainsi que des tissus cicatriciels dans la partie inférieure de celui-ci.

Cette érosion et ulcération de l'œsophage peuvent conduire à la diminution de la circonférence de l'ouverture du SOI et entraîner beaucoup de douleur. D'autres personnes peuvent ne pas avoir d'indication visuelle nette et précise signalant que l'œsophage est malade tout en ayant des symptômes graves de reflux acide et une qualité de vie qui laisse à désirer.

Le rétrécissement ou sténose de l'œsophage

Le rétrécissement de l'œsophage se produit chez les gens qui souffrent de reflux érosif. Ceux qui sont atteints de la version non érosive de la pathologie ne sont pas censés être à risque d'un rétrécissement de l'œsophage. Rien n'indique que les gens qui souffrent de la maladie de reflux érosif soient davantage à risque de développer un cancer.

Saviez-vous que...
Une alimentation pauvre en fibres céréalières, en fruits et en légumes est censée augmenter le risque de cancer de l'œsophage.

Le cancer de l'œsophage

L'adénocarcinome œsophagien se présente chez un nombre peu élevé de personnes. Celles qui sont davantage à risque souffrent de reflux acide depuis longtemps, accompagné de symptômes graves, d'obésité et d'œsophage de Barrett. Les médicaments qui aident à détendre le muscle du sphincter œsophagien inférieur contribuent peut-être également à augmenter le risque de cancer. Les gens qui semblent courir un risque plus élevé de développer un cancer de l'œsophage doivent être suivis de près par un gastroentérologue.

Les traitements courants

Il existe plusieurs stratégies pour le traitement du reflux acide selon la gravité des symptômes et les facteurs de risque associés.

Les médicaments en vente libre

Les médicaments en vente libre peuvent neutraliser l'acide ou l'hyperacidité et les sucs gastriques qui se trouvent dans l'estomac, offrant ainsi un soulagement de la douleur causée par le reflux acide. Contrôler l'acide dans l'estomac permet de diminuer la douleur des brûlures d'estomac et de l'indigestion, et de réduire la quantité d'acide qui refoule de l'estomac et qui contribue à irriter la gorge.

Il existe plusieurs médicaments offerts en vente libre. Certains d'entre eux, faits de carbonate de calcium, sont conçus pour neutraliser l'acide gastrique. D'autres sont conçus pour réduire la quantité totale d'acide et de sucs digestifs qui se trouvent dans l'estomac. Certaines personnes réussissent à soulager leur malaise avec des médicaments pendant des mois, d'autres pendant des années.

Différentes approches de traitement
Les médicaments

Lorsque les médicaments en vente libre ne fournissent plus un soulagement complet et prévisible, vous devez consulter votre médecin afin qu'il puisse évaluer votre état et établir un diagnostic plus précis. Les médecins prescriront souvent des doses plus fortes d'agents qui réduiront la quantité de sucs gastriques sécrétés par l'estomac. Si le soulagement n'est pas suffisant, des médicaments plus puissants qui agissent avec plus de précision sur les fonctions de l'estomac peuvent être prescrits.

Les interventions chirurgicales

Effectuée sur des patients méticuleusement choisis, la chirurgie peut avoir une influence très positive sur leur qualité de vie. À l'inverse, les patients qui ne satisfont pas aux critères pour ce type de chirurgie, mais la subissent tout de même, risquent de ne pas constater un grand changement.

Saviez-vous que...

Les gens commencent souvent un autotraitement de leurs symptômes par des médicaments en vente libre à la pharmacie conçus pour contrôler l'effet de l'acide gastrique dans l'œsophage.

Saviez-vous que...

Les médicaments peuvent être un moyen efficace de gérer le reflux acide. De plus en plus d'organismes de santé publique recommandent de traiter les symptômes fréquents ou graves de la maladie avec des médicaments sous ordonnance, en commençant par des inhibiteurs de la pompe à protons (IPP).

PROTOCOLES THÉRAPEUTIQUES

Le traitement des brûlures d'estomac chroniques est établi en fonction de la gravité et de la durée des symptômes. Suivez le premier programme si vos symptômes sont bénins ou peu fréquents, et le deuxième si vos symptômes sont moyens à intenses ou fréquents.

Premier programme :
symptômes bénins ou peu fréquents

Brûlures d'estomac

Symptômes bénins moins de deux fois par semaine

Bonne réaction aux médicaments en vente libre

Continuer la prise de médicaments en vente libre

Modifier le mode de vie : exercice, gestion du stress, alimentation

Deuxième programme :
symptômes d'intensité moyenne à grave ou fréquents

Symptômes d'intensité moyenne à grave ou fréquents
plus de deux fois par semaine

Médicaments en vente libre moins efficaces

Prendre rendez-vous avec un médecin pour obtenir un traitement

Modifier son mode de vie : exercice, gestion du stress, alimentation

Les deux types d'interventions chirurgicales les plus courantes se font par incision abdominale ou thoracique. La chirurgie par laparoscopie, à effraction minimale, offre des possibilités de plus en plus intéressantes et, bien qu'elle ne soit pas encore très couramment pratiquée, elle le sera sûrement dans les prochaines années.

Les modifications à apporter à votre mode de vie

Un mode de vie équilibré dans lequel figurent l'activité physique régulière, une bonne gestion du stress et une alimentation nutritive comprenant des aliments bien tolérés, sont des moyens efficaces de traiter les brûlures d'estomac chroniques, mais aussi de les prévenir. Commencez par incorporer l'activité physique régulière à votre quotidien.

Passez en revue votre alimentation afin de voir quelles améliorations vous pouvez y apporter. Éliminer ou remplacer les agrumes, les tomates, les boissons gazéifiées et l'alcool s'avère un bon début compte tenu du fait que ces produits peuvent entraîner des symptômes qui s'apparentent à ceux du reflux acide sans pour autant le causer.

Saviez-vous que...
Certaines personnes ont des symptômes bénins de brûlures d'estomac et de reflux acide, tandis que d'autres souffrent beaucoup plus, compte tenu de l'effet constant de l'acide sur les tissus délicats de l'œsophage.

Q: Combien de temps ce problème de reflux acide devrait-il durer?

R: Le reflux acide est une affection très commune qui tend aussi à devenir chronique. Plusieurs facteurs peuvent mener au développement et à la persistance de problèmes de reflux acide. Les gens qui n'ont que des symptômes bénins passagers qui ne perturbent pas leur vie peuvent sans doute simplement continuer à prendre des médicaments en vente libre et apporter des changements à leur mode de vie.

Pour ce qui est des gens dont les symptômes plus graves se manifestent régulièrement et perturbent leur qualité de vie, il est préférable qu'ils soient suivis par un médecin. Les affections graves sont souvent chroniques (les chances de guérison sont minces), mais elles peuvent être gérées en jumelant la prise de médicaments à des changements au mode de vie, incluant l'alimentation.

La gestion du stress est un autre élément important. Améliorer votre alimentation et faire davantage d'activité physique vous permettra de contrôler votre stress, mais n'oubliez pas vos relations avec les gens. Demeurez en contact avec les membres de votre famille et vos amis ; ce réseau social vous aidera à gérer votre stress.

Si la cigarette fait encore partie de votre vie, efforcez-vous peu à peu à l'éliminer et surveillez votre consommation d'alcool.

LE CAS DE DANIEL

Daniel consulte son médecin au sujet de ses symptômes de reflux acide qui commencent à nuire sérieusement à sa qualité de vie. Le médecin passe en revue ses symptômes et les médicaments en vente libre qu'il prend depuis environ deux ans. Il lui demande aussi comment il réussit à soulager la douleur, quels traitements ont fonctionné pour lui auparavant, quels aliments il tolère bien et ceux qui lui causent des brûlures d'estomac. Étant donné que certains médicaments peuvent exacerber les symptômes de Daniel, le médecin passe aussi en revue les médicaments sous ordonnance qu'il prend pour ses autres problèmes de santé.

Après avoir fait le bilan de santé de Daniel, le médecin lui dit qu'il aura besoin de prendre des médicaments sous ordonnance plus puissants appelés inhibiteurs des récepteurs H2 qui réduisent la quantité d'acide produite par l'estomac. Si ces derniers ne sont pas efficaces, un autre groupe d'agents plus puissants appelés inhibiteurs de la pompe à protons (IPP) devra être prescrit. Le médecin explique aussi à Daniel que si ses symptômes persistent et s'aggravent, une évaluation par un gastroentérologue devra être envisagée.

Pendant qu'il évaluait la santé de Daniel, le médecin lui posait des questions relativement à la qualité nutritive de son alimentation, ses allergies alimentaires, sa consommation d'alcool et sa variation de poids au fil du temps. Parce qu'il veut identifier les facteurs de risque potentiel de maladies graves, il demande aussi à Daniel s'il perd du sang ou s'il y a des signes d'anémie, et s'il a d'autres douleurs ou de la difficulté à avaler. Il lui demande aussi s'il fume depuis longtemps. Ces facteurs peuvent être liés à ses problèmes de reflux gastro-œsophagien.

Daniel se met à penser que ses brûlures d'estomac pourraient être soulagées par des médicaments et certains changements à son mode de vie. Peut-être qu'il n'aura pas besoin de voir un gastroentérologue après tout...

(suite à la page 54)

Chapitre 2 # Qu'est-ce qui provoque les brûlures d'estomac chroniques?

La cause physiologique principale du reflux acide est une défectuosité du sphincter œsophagien inférieur : il reste ouvert plus longtemps qu'il ne devrait, et s'ouvre et se referme au mauvais moment. Plusieurs facteurs sont à l'origine de la perte du contrôle musculaire normal qui assure l'ouverture et la fermeture de cette valve, incluant les relaxations transitoires du muscle et les hernies hiatales.

Les causes principales de reflux acide

- **Une faiblesse du muscle du sphincter œsophagien inférieur (SOI)** dont le tonus normal ne peut être maintenu et ne peut fournir une barrière adéquate entre l'œsophage et l'estomac.
- **Les relaxations transitoires «inappropriées» du SOI,** c'est-à-dire non provoquées par la déglutition et qui diffèrent de la contraction et de la relaxation habituelles du muscle du SOI.
- **Les hernies hiatales** qui entravent le fonctionnement normal de la barrière

LE CAS DE DIANE

Diane est une femme de 34 ans qui souffre depuis 4 ans de brûlures d'estomac après les repas copieux, et de reflux acide qui lui laisse un goût aigre dans la bouche. Ses symptômes de reflux acide ont augmenté récemment, surtout la nuit. Son médecin lui a prescrit un médicament pour traiter ses symptômes et lui a conseillé d'apporter des changements à son mode de vie. Diane fume de 20 à 25 cigarettes par jour depuis 18 ans. Elle consomme 30 à 60 ml (1 à 2 oz) d'alcool, 5 jours par semaine, et boit cinq grandes tasses de café par jour. Au cours des cinq dernières années, Diane a pris 20 kilos (45 lb) qui, selon elle, sont la conséquence d'un travail stressant et de problèmes personnels. Son médecin lui explique que ses habitudes de vie contribuent à ses brûlures d'estomac en affaiblissant le muscle de son sphincter œsophagien inférieur, ou SOI, le terme utilisé par son médecin pour décrire ce muscle.

antireflux, réduisant ainsi l'efficacité de l'interaction complexe entre le muscle du SOI, le diaphragme et le ligament de tissu fibreux qui maintient le SOI à sa place.

Un muscle du SOI faible

On croit qu'un défaut de la pression basale du SOI est le problème principal du reflux gastro-œsophagien. Lorsque le système digestif fonctionne normalement, les muscles de l'œsophage permettent le déplacement normal des aliments à travers le système. Ils contrôlent étroitement l'ouverture et la fermeture du sphincter œsophagien inférieur avec l'aide des principaux nerfs qui se trouvent autour de l'estomac et du SOI, régulant le mouvement de refoulement, ou reflux, d'acide, de jus digestifs et de gaz. Affaibli, ce muscle annulaire peut entraîner des problèmes importants et conduire à un dérèglement du système digestif.

L'action diminuée du muscle du SOI augmente le risque de problèmes récurrents découlant du refoulement de l'acide et des sucs digestifs dans l'œsophage depuis l'estomac. Ces liquides peuvent avoir un effet très irritant sur les tissus de l'œsophage, donner la sensation de brûlure des brûlures d'estomac et entraîner un goût aigre dans la gorge.

Relaxations transitoires du SOI

Le muscle du SOI peut être affaibli par les relaxations transitoires. Celles-ci se produisent continuellement dans le tube digestif, déclenchées par la déglutition. En outre, ces relaxations sont parfois inappropriées ou n'arrivent pas au bon moment. Contrairement à son rôle de déclencheur des relaxations «appropriées» du SOI, la déglutition ne déclenche pas toujours les relaxations transitoires. Par conséquent, le SOI s'ouvre et se referme au mauvais moment pendant le processus de digestion.

Bien qu'on ne comprenne pas encore comment ces relaxations transitoires sont déclenchées, il se peut que la quantité ou le type d'aliments soient en cause. Le lien entre les relaxations transitoires et l'activité du reflux augmente après un repas et lorsque la personne se trouve en position allongée. Fait intéressant, une grande partie des gens qui souffrent de problèmes de reflux acide affirment que leurs symptômes se

Saviez-vous que...

Des recherches ont démontré qu' un estomac plein après un repas peut agir comme déclencheur et multiplicateur des relaxations transitoires et augmenter les symptômes de reflux. Des recherches ont démontré également que lorsque des gras et des amidons complexes passent de l' estomac à l' intestin grêle, l' estomac met du temps à se vider. La même chose se produit dans le cas de la section inférieure de l' estomac, par le mécanisme de valve, entraînant ainsi un ralentissement de la digestion.

manifestent davantage après un repas, tandis que d'autres souffrent de brûlures d'estomac et de reflux acide pendant la nuit lorsqu'ils essaient de dormir. Les relaxations transitoires du SOI semblent être l'explication la plus plausible des symptômes de reflux gastro-œsophagien.

Saviez-vous que...

Les portions et la composition du repas peuvent avoir une incidence sur le déclenchement des symptômes de reflux. Une étude récente laisse entendre que certains types de glucides qui ne sont pas digérés à l'intérieur du côlon pourraient aussi fournir un stimulus qui changerait la pression du SOI et augmenterait le nombre de relaxations transitoires du SOI associées au reflux acide.

Saviez-vous que...

Les symptômes des brûlures d'estomac peuvent être aggravés par l'anxiété, la peur et la colère. La douleur peut aussi s'intensifier lorsque le corps est en position allongée ou qu'il est incliné vers l'avant.

Q: Quel est le rapport entre les aliments et les relaxations transitoires du sphincter œsophagien inférieur?

R: Après un repas, l'estomac plein augmente le nombre de relaxations musculaires, ce qui entraîne du reflux acide et une multiplication des symptômes. Lorsque les graisses alimentaires et les amidons complexes passent de l'estomac à l'intestin grêle, ils ralentissent le processus de vidange de l'estomac et entraînent un plus grand nombre de relaxations transitoires. Il semblerait que certains types de glucides qui sont mal digérés par le gros intestin, ou côlon, modifient la pression du SOI et augmentent le nombre de relaxations transitoires associées au reflux acide.

La hernie hiatale

Une hernie hiatale peut également affaiblir le muscle du sphincter de l'œsophage inférieur. La hernie hiatale est une affection très courante résultant du déplacement de la partie supérieure de l'estomac qui pousse sur le diaphragme et le remonte jusque dans la cavité thoracique. Du point de vue clinique, les hernies hiatales sont habituellement perçues comme étant bénignes. Ces hernies sont le résultat, croit-on, de l'absence de tonus musculaire de la région du diaphragme et de la zone de la valve du SOI.

On comprend mal le mécanisme selon lequel la hernie causerait un reflux d'acide à partir de l'estomac. Dans certains cas de reflux acide pathologique, le développement d'une hernie hiatale pourrait résulter d'une inflammation chronique de l'œsophage inférieur et de la présence de tissus cicatriciels qui, jumelés, entraînent un

HERNIE HIATALE

Nous ne savons pas exactement de quelle façon la hernie hiatale entraîne un reflux acide de l'estomac. L'inflammation chronique de l'œsophage inférieur ainsi que des tissus cicatriciels contribuent peut-être au rétrécissement de l'œsophage inférieur et affaiblissent le tonus musculaire des tissus de la région de la valve du SOI.

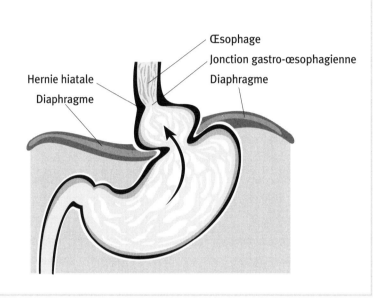

Œsophage

Jonction gastro-œsophagienne

Diaphragme

Hernie hiatale

Diaphragme

rétrécissement de l'œsophage inférieur et affaiblissent le tonus musculaire des tissus de la région de la valve du SOI. Ceci préparerait le terrain au reflux acide. Chez les gens dont les symptômes sont graves, on a récemment découvert que la présence d'une hernie hiatale entraîne des problèmes plus graves de reflux ainsi que des dommages importants au tissu de l'œsophage.

Autres facteurs

Les changements du fonctionnement du muscle du SOI qui causent le reflux acide sont influencés par de nombreux autres facteurs qui diffèrent d'une personne à l'autre.

Le tabagisme et l'alcool

Depuis des décennies, les gens qui présentent des symptômes de reflux acide se font conseiller de cesser de fumer et d'éviter l'alcool. Il a été démontré que l'alcool et la cigarette modifient les ondes péristaltiques des muscles d'un bout à l'autre de l'œsophage et diminuent le tonus musculaire de la partie inférieure de l'œsophage et du SOI.

Les aliments gras

Certains aliments peuvent également exacerber les brûlures d'estomac. Les repas dont la teneur en gras est plus élevée peuvent aussi contribuer à l'affaiblissement du tonus musculaire du SOI. Les repas riches en gras sont vidés plus lentement de l'estomac que les repas faibles en gras, et contribuent peut-être à l'affaiblissement du tonus musculaire du SOI. Un estomac qui se vide plus lentement contribue peut-être aux relaxations inappropriées du SOI, permettant ainsi au reflux acide de continuer.

Les aliments problématiques

Certains aliments ont été identifiés comme étant des facteurs qui aggravent le reflux acide, contribuant à la relaxation de la valve du SOI ou irritant les tissus de l'œsophage.

Saviez-vous que...
La position allongée peut aggraver les symptômes de brûlures d'estomac pathologiques parce que les jus gastriques acides peuvent refouler de l'estomac. Les symptômes peuvent être réduits en se tenant debout ou en s'assoyant afin que la force de gravité maintienne l'acide et les jus gastriques à l'intérieur du réservoir de l'estomac.

Saviez-vous que...
Les recherches cliniques récentes n'ont pas révélé hors de tout doute un lien direct entre le tabagisme, l'alcool et les symptômes de reflux acide. Une étude récente a cependant démontré qu'il existe un lien entre l'usage de tabac et les symptômes de reflux acide, mais aucune association n'a été démontrée relativement à la consommation d'alcool.

ALIMENTS PROBLÉMATIQUES	
Aliments qui détendent la valve du SOI	**Aliments pouvant irriter le tissu œsophagien**
Chocolat	Agrumes et produits citrins
Aliments/boissons contenant de la caféine	Produits à base de tomate
Alcool	Café
Menthe	Spiritueux
Gras	
Oignons	
Ail	
Épices	

Médicaments problématiques

Certains médicaments ont été identifiés comme étant des facteurs aggravants du reflux acide, contribuant à la relaxation de la valve du SOI ou au retardement de la vidange de l'estomac.

MÉDICAMENTS PROBLÉMATIQUES

Médicaments qui détendent la valve du SOI	Médicaments pouvant retarder la vidange de l'estomac
Alphabloquants	Agents anticholinergiques
Agents anticholinergiques	Analgésiques narcotiques
Benzodiazépines	
Stimulant des récepteurs B2-adrénergiques	
Inhibiteurs calciques	
Dopamine	
Œstrogènes	
Analgésiques narcotiques	
Nicotine	
Nitrites	
Progestérone	
Prostaglandines	
Théophylline	
Antidépresseurs tricycliques	

L'embonpoint et l'obésité

On estime généralement que l'obésité est un facteur du reflux acide parce que les chairs abdominales compriment la région de l'estomac. Cette pression peut contribuer à l'affaiblissement de la valve du SOI, laissant l'acide et les sucs gastriques remonter dans l'œsophage. Les gens obèses souffrant de reflux acide constatent souvent qu'en perdant du poids leurs problèmes de brûlures d'estomac et de reflux s'estompent considérablement.

LE CAS DE DAVID

David est un homme de 62 ans qui souffre depuis longtemps de brûlures d'estomac et de reflux acide, souvent accompagnés d'une douleur derrière le sternum qui se fait sentir dans le dos. Le jour, David prend des antiacides pour ses brûlures d'estomac. Il y a environ 25 ans, David a appris qu'il avait une hernie hiatale. Depuis quelque temps, il constate qu'il a la voix rauque ; il a aussi de la difficulté à avaler certains aliments. Il croit que sa perte de poids des derniers mois est liée à ses problèmes de déglutition.

Les antécédents médicaux de David laissent supposer que sa maladie a évolué, en dépit des médicaments en vente libre qu'il prend quotidiennement. Il est temps que David consulte un médecin afin de subir un bilan de santé et faire surveiller de près son poids et l'évolution de sa maladie.

Chapitre 3 # Qui est susceptible de développer des brûlures d'estomac chroniques?

LE CAS D'ÉLAINE

Élaine a 32 ans. Elle en est au quatrième mois environ de sa première grossesse. Jusqu'à tout récemment, elle se sentait bien; sa grossesse évoluait normalement. Or, des problèmes au niveau de son tube digestif ont commencé à perturber sa vie. Élaine n'avait jamais eu de problèmes d'estomac auparavant. Lorsqu'elle a commencé à ressentir des brûlures derrière son sternum et un goût acide dans sa bouche normalement associés à l'alimentation, elle s'est inquiétée. Le médecin d'Élaine croit que ses symptômes résultent d'un reflux gastro-œsophagien.

Bien que nous soyons tous touchés par les brûlures d'estomac à un moment ou l'autre de notre vie, les femmes enceintes, les nourrissons, les enfants et les personnes âgées, ainsi que les personnes obèses et celles qui ont un excès de poids sont davantage susceptibles de souffrir de reflux pathologique dont les symptômes et la gravité varient selon l'individu. Une proportion élevée de femmes enceintes ont des problèmes de reflux acide. Les nourrissons, les enfants et les adolescents en sont également atteints à différents degrés. Les gens âgés, compte tenu de la diminution du tonus musculaire de leur corps, sont aussi sujets aux problèmes de reflux acide souvent associés aux changements de motilité. L'obésité, quant à elle, demeure un facteur de risque important de brûlures d'estomac chroniques et de reflux acide pathologique, à tout âge.

La grossesse

Le reflux acide se manifeste fréquemment pendant la grossesse, touchant d'un à deux tiers de toutes les femmes. Le problème se présente habituellement plusieurs mois après le début de la grossesse et se règle rapidement après l'accouchement. Plus la grossesse avance, plus les femmes souffrent de brûlures d'estomac.

Les causes

La cause principale du problème est une diminution du tonus musculaire du sphincter de l'œsophage inférieur (SOI).

La pression dans l'estomac

La diminution du tonus musculaire du SOI s'explique principalement par la poussée qu'exerce le bébé sur l'estomac et la pression qui en découle à l'intérieur de l'estomac qui affaiblit le muscle du SOI. Étant donné que l'obésité abdominale semble affaiblir la valve du SOI de la même façon, un bébé qui grossit pourrait représenter une obstruction mécanique semblable sur l'estomac et aussi affaiblir le mécanisme de la valve du SOI. Le bébé qui grossit exerce, en effet, une pression sur et à l'intérieur de l'estomac, mais on ignore si cela est la cause des problèmes de reflux pendant la grossesse. D'autres facteurs viennent probablement expliquer comment les problèmes de reflux acide commencent et évoluent au cours de la grossesse.

Les hormones

Les hormones principales de la grossesse, la progestérone et l'œstrogène, jouent un rôle déterminant dans la manifestation de symptômes de reflux gastro-œsophagien. La progestérone, lorsqu'elle travaille conjointement avec l'œstrogène, entraîne une diminution de la pression à l'intérieur de la valve du SOI qui cause un affaiblissement du tonus musculaire. Une valve partiellement ouverte permet aux sucs digestifs de remonter dans l'œsophage, d'où les brûlures d'estomac.

La motilité

Des changements à la motilité — le mouvement musculaire qui assure le déplacement des aliments d'un bout à l'autre du tube digestif — contribuent également aux problèmes de reflux.

> **Q:** Comment le médecin arrive-t-il à diagnostiquer ce problème chez une femme enceinte?
>
> **R:** Les brûlures d'estomac à la suite d'un repas sont constatées fréquemment pendant la grossesse. Au lieu de faire passer des tests pour dépister le reflux d'acide pathologique, les médecins se fondent sur leur jugement clinique et traitent plutôt les symptômes

Saviez-vous que...
Les problèmes de reflux pendant la grossesse se manifestent durant les derniers mois. Les symptômes s'estompent généralement tôt après l'accouchement.

Les choix de traitements

L'objectif de la thérapie est de diminuer les symptômes de reflux acide. À moins qu'ils ne soient absolument nécessaires, les médicaments ne sont habituellement pas prescrits pendant une grossesse. Le traitement passe surtout par la modification des habitudes de vie, bien que les antiacides et les traitements à effet barrière se soient révélés efficaces dans certains cas.

Changements dans les habitudes de vie

- Manger plusieurs petits repas légers faibles en gras au cours de la journée
- Éviter les aliments qui entraînent des brûlures d'estomac

PROTOCOLE THÉRAPEUTIQUE DES BRÛLURES D'ESTOMAC PENDANT LA GROSSESSE

Grossesse accompagnée de brûlures d'estomac

Changements dans les habitudes de vie et l'alimentation

Prise d'antiacides à base de calcium/magnésium

Agent à effet barrière — sucralfate

- Éviter de manger ou de boire tard le soir ou avant d'aller au lit
- Éviter d'incliner le corps vers l'avant
- Surélever la tête du lit afin que les jus gastriques acides demeurent dans l'estomac, diminuant ainsi les risques de brûlures d'estomac

Les antiacides

Les antiacides servent à soulager les symptômes modérés de brûlures d'estomac et de reflux acide chez les gens souffrant de reflux gastro-œsophagien (RGO). Ils servent à neutraliser les acides de l'estomac par l'utilisation de produits à base de calcium, de magnésium, ou d'aluminium, ainsi que de bicarbonate ou d'hydroxyde.

Les médicaments bien tolérés par les femmes enceintes sont habituellement des produits antiacides à base de calcium/magnésium.

Agents à effet barrière

Les agents à effet barrière forment une couche protectrice épaisse qui diminue l'effet de l'acide de l'estomac sur les tissus fragiles de l'œsophage, permettant ainsi de contrôler le refoulement de l'acide de l'estomac à l'œsophage.

La petite enfance

Le reflux acide de l'estomac est très courant chez environ 50 % des nourrissons compte tenu de l'immaturité de leur système digestif. Le déplacement des aliments et des liquides dans l'œsophage et dans l'estomac se produit souvent de façon désordonnée et non régulée. Parfois, le processus se produit comme il devrait, alors que d'autres fois, il peut y avoir un refoulement dans l'œsophage et dans la bouche. Dans la plupart des cas, le reflux acide chez les enfants se règle avec le temps.

La valve du SOI a tendance à se détendre sans que la déglutition en soit la cause chez les enfants dont le tube digestif n'est pas encore arrivé à maturité. L'usage, pendant une courte période, de médicaments pour favoriser le déplacement des aliments à travers le système digestif (agents favorisant la motilité) est parfois recommandé pour amoindrir les problèmes de reflux. Dès que l'enfant tolère bien les

---

Antiacides courants

- *Alka-Seltzer*
- *Maalox*
- *Mylanta*
- *Pepto-Bismol*
- *Rolaids*
- *Riopan*
- *Tums*

Agents à effet barrière habituels

- *Sulcrate* (sucralfate)
- Les produits *Gaviscon* :
  Gaviscon antiacide ;
  Gaviscon contre les brûlures d'estomac

Saviez-vous que...

Le reflux se règle en général après l'âge de 2 ans. Or, les deux premières années peuvent être extrêmement frustrantes pour les parents d'un enfant souffrant de problèmes de reflux graves. Dans les cas les plus aigus, la régurgitation et les vomissements fréquents peuvent conduire à un déséquilibre des liquides organiques et à un risque de déshydratation. L'enfant peut avoir très faim, mais être incapable de retenir une grande quantité de liquide et de nourriture parce que son tube digestif en pleine croissance ne réussit pas à déplacer les aliments et les liquides de façon ordonnée.

aliments solides, et qu'il peut s'asseoir et marcher par lui-même, les problèmes de reflux acide tendent à disparaître dans la plupart des cas.

L'enfance

Les problèmes de reflux gastro-œsophagien sont fréquents chez les enfants. Comme dans les autres cas de reflux acide, la cause principale du problème est l'affaiblissement du tonus musculaire du sphincter de l'œsophage inférieur.

L'enfant qui souffre de reflux acide a peut-être un muscle de SOI qui fonctionne mal, résultat d'une prédisposition génétique. D'autres facteurs peuvent aussi entrer en ligne de compte : une augmentation de poids peut perturber le fonctionnement normal de la valve du SOI ; une mauvaise alimentation ; le manque d'activité physique qui nuit au tonus musculaire ; et des sources de stress non identifiées.

Le traitement du reflux acide chez les nourrissons et les enfants

- Augmenter la consistance des boires des nourrissons
- Leur donner plusieurs repas légers par jour
- Contrôler le poids d'enfants souffrant d'embonpoint et obèses
- Éviter les aliments nuisibles :
  - les aliments très gras
  - les aliments très acides (agrumes, tomate, boissons gazéifiées)
  - le café
  - le chocolat

LE CAS D'EUGÉNIE

Depuis qu'elle est née, Eugénie crache, régurgite ou vomit fréquemment lorsqu'on lui donne son biberon. Elle a un an. Sa mère a essayé de lui donner de la nourriture plus consistante et aussi de la placer dans une position pour faciliter le déplacement des aliments solides et les liquides vers l'estomac. Bien que ces trucs aient été utiles parfois, il arrive encore que malgré l'aide de sa mère, Eugénie vomisse lorsqu'on la nourrit. Les liquides non épaissis, en particulier, comme les jus et l'eau, tendent à remonter dans la bouche au lieu de se déplacer vers l'estomac et de passer dans le reste du système digestif.

LE CAS D'ÉRIC

Éric est un enfant anxieux de 10 ans qui, depuis un an, souffre de brûlures d'estomac et sent un goût d'acide lui remonter dans la gorge après avoir mangé. Son pédiatre traite ses symptômes en lui administrant des antiacides qui l'aident quelque peu. Or, les problèmes se manifestent maintenant pendant son sommeil et l'empêchent de dormir suffisamment. Éric n'a jamais été un enfant actif physiquement ; il préfère regarder la télé et utiliser l'ordinateur plutôt que de prendre part à des activités sportives. Son poids se situe au-dessus de la normale depuis 3 ans, résultat, selon sa mère, d'une alimentation peu nutritive.

- Éviter la consommation d'aliments entre le repas du soir et le coucher
- Éviter les vêtements trop ajustés
- Voir à placer le corps de l'enfant en position redressée ou inclinée

Les gens âgés

La prévalence des brûlures d'estomac pathologiques et du reflux acide chez les gens âgés est en hausse depuis quelques années. Bien qu'on ne connaisse pas la raison de cette augmentation, plusieurs facteurs contribuent peut-être au problème. Le vieillissement s'accompagne de changements dans le mouvement musculaire (ondes péristaltiques) de l'intérieur de l'œsophage. On a également constaté un changement de la fonction de la valve du SOI chez les gens âgés. Les aliments peuvent ainsi se déplacer plus lentement à travers le tube digestif, multipliant le risque de refoulement d'acide de l'estomac vers l'œsophage. Les personnes qui prennent plusieurs médicaments pour d'autres affections médicales constatent souvent une aggravation de leurs symptômes de reflux acide causée par les dommages apportés aux muqueuses de l'œsophage, des changements dans le mécanisme de la valve du SOI ou les médicaments qu'elles prennent.

Les rechutes sont courantes lorsque le patient cesse de prendre ses médicaments contre le reflux acide. Le besoin continuel de médicaments, et le risque de rechute lorsqu'il y a interruption de traitement, peuvent nuire encore davantage à la qualité de vie des gens âgés.

Saviez-vous que...

On a constaté que les brûlures d'estomac chroniques sont souvent plus aiguës chez les personnes âgées, et sont accompagnées de complications telles qu'une inflammation de l'œsophage (œsophagite) et d'un rétrécissement œsophagien. Ceci occasionne souvent une consommation inadéquate d'aliments, augmentant ainsi leur risque de souffrir de carences alimentaires.

LE CAS D'ÉDOUARD

Édouard est un homme de 75 ans souffrant depuis plusieurs années de reflux gastro-œsophagien. Il se plaint principalement de brûlures d'estomac et de reflux d'acide au niveau de la gorge, souvent à la suite d'un repas. Il ressent fréquemment une douleur dans le dos, surtout la nuit, ce qui perturbe son sommeil. Depuis quelque temps, Édouard a du mal à avaler, il régurgite et vomit parfois. Il a perdu 5 kilos au cours des quatre derniers mois.

Plusieurs médicaments lui ont été prescrits dans le passé pour traiter ses problèmes, mais depuis quelque temps, ces médicaments ne semblent plus avoir d'effet sur sa douleur. Ses symptômes nuisent désormais sérieusement à sa qualité de vie.

L'embonpoint et l'obésité

Des études ont rapporté que les personnes qui souffrent d'embonpoint sont plus susceptibles de souffrir de reflux acide que celles dont le poids est normal. En fait, plusieurs études récentes ont établi un lien direct entre l'embonpoint et l'obésité et les érosions œsophagiennes et les symptômes associés au reflux gastro-œsophagien pathologique. On estime que l'obésité abdominale augmente la pression autour de l'estomac, contribue à affaiblir la valve du sphincter œsophagien inférieur, permettant

LE CAS D'ÉLISE

Élise a pris du poids graduellement au cours des dernières années. Mère de trois jeunes enfants, elle mène une vie trépidante à laquelle vient s'ajouter son travail d'aide de bureau à temps plein. Elle a accumulé du poids au fil de ses grossesses. Au cours des huit dernières années, elle a pris environ 45 kilos (100 lb). Ses tentatives de perte de poids, par le biais de différents régimes, n'ont jamais porté fruit. Depuis trois ans, Élise a de plus en plus de problèmes de reflux et de brûlures d'estomac qui nécessitent des médicaments sous ordonnance.

Il est fort possible que la prise de poids d'Élise contribue largement à ses symptômes de reflux acide. Elle signale que ses problèmes de reflux se font sentir surtout après un repas copieux. Elle a constaté récemment que ses symptômes sont plus pénibles la nuit.

ainsi à l'acide et aux sucs digestifs de refouler dans l'œsophage. Il a été constaté que les symptômes de reflux acide diminuent lorsqu'il y a perte de poids.

Toute personne ayant un problème de poids grave est à risque d'être atteinte de reflux gastro-œsophagien pathologique. Des recherches réalisées sur le sujet laissent entendre que la maladie se développe plus fréquemment chez les gens qui souffrent de symptômes depuis longtemps. Les personnes de plus de 60 ans qui ont des symptômes depuis longtemps risquent davantage de développer des complications de la maladie. Il est donc important de surveiller les changements de poids chez les gens âgés.

Chapitre 4 Quand devriez-vous consulter votre médecin?

LE CAS DE SARA

Sara est une femme de 40 ans qui souffre de brûlures d'estomac et de reflux acide graves depuis plus de 10 ans. Ses symptômes se manifestent après les repas, lorsqu'elle s'incline vers l'avant et lorsqu'elle est allongée. Les médicaments (inhibiteurs de la pompe à protons) que son médecin lui prescrit à intervalles réguliers depuis quelques années ont toujours réussi à soulager ses symptômes. Or, récemment, elle a constaté une diminution de leur efficacité.

Elle est donc allée voir un gastroentérologue qui, à l'aide d'un gastroscope, a exploré visuellement les tissus de son œsophage et de son estomac afin de vérifier si Sara présentait des complications pouvant expliquer ses symptômes. Elle a été rassurée d'apprendre que le médecin n'avait rien trouvé d'alarmant pendant l'examen.

Sara souffre d'un type de reflux acide qui ne présente aucun signe de maladie grave ou d'érosion des tissus de l'œsophage lors d'un examen par endoscopie. Bien qu'elle ait été heureuse d'apprendre que son état n'avait rien d'alarmant, elle est contrariée par le fait que la douleur qu'elle ressent continue de nuire à sa qualité de vie.

Saviez-vous que...
D' excellents questionnaires sur la qualité de vie servent depuis plusieurs années à déterminer comment les gens réussissent à vivre avec cette affection frustrante et douloureuse.

En sa qualité de fournisseur de soins primaires, le médecin de famille est le premier professionnel de la santé à qui demander conseil quant à la façon de traiter le reflux acide pathologique qui répond mal aux médicaments en vente libre. Dans son évaluation de vos symptômes, le médecin procédera à un examen physique et vous posera des questions sur vos antécédents médicaux, ainsi que sur les médicaments en vente libre que vous utilisez. Des efforts sont déployés pour assurer l'utilisation de questionnaires fondés sur les symptômes afin que les patients soient en mesure de décrire comment le reflux acide devient une entrave à leur qualité de vie. On constate de plus en plus que tenir compte de l'expérience des gens face à leurs symptômes est un élément essentiel de l'approche et des décisions thérapeutiques.

LA QUALITÉ DE VIE – Questionnaire sur la fréquence des symptômes de RGOP (QFSR)

DIRECTIVES Veuillez répondre à chacune des questions en cochant une seule case. En cas de doute face à une question, veuillez fournir la meilleure réponse possible. Les questions suivantes servent à établir comment vos problèmes d'estomac vous ont affectés lors de la dernière semaine.

À quelle fréquence pendant la semaine Pointage :	Tout le temps (4)	La plupart du temps (3)	Parfois (2)	Rarement (1)	Jamais (0)
1. Avez-vous déjà ressenti de la douleur ou de l'inconfort dans la partie supérieure de l'abdomen tels brûlures, ballonnements ou sensation de plénitude?	_____	_____	_____	_____	_____
2. Avez-vous déjà ressenti de la douleur ou de l'inconfort dans la région du sternum telles brûlures, sensation de plénitude ou de blocage?	_____	_____	_____	_____	_____
3. Vos problèmes d'estomac ont-ils influencé votre choix d'aliments ou de boissons, ou la consommation d'un repas normal?	_____	_____	_____	_____	_____
4. Ressentez-vous une sensation de brûlure qui monte et se propage derrière votre sternum (brûlures d'estomac)?	_____	_____	_____	_____	_____

5. Au cours de la dernière semaine, vos brûlures d'estomac ont-elles eu une incidence sur vos activités quotidiennes? ☐ Non ☐ Oui
Si oui, combien de jours ont ainsi été touchés cette dernière semaine? Résultat (1 point pour chaque jour) : _____ (jours)

6. Au cours de la dernière semaine, votre sommeil a-t-il été perturbé par vos brûlures d'estomac? ☐ Non ☐ Oui
Si oui, combien de nuits ont été perturbées? Résultat (1 point pour chaque nuit) : _____ (nuits)

Résultat final (questions 1 à 6) : _____

Système de pointage Les quatre premières questions traduisent la fréquence des symptômes et reçoivent entre 0 et 4 points. Les deux dernières questions sont une indication de la qualité de vie : 1 point pour chaque jour où les symptômes de reflux acide/RGOP perturbent la qualité de vie. Si votre résultat total se situe entre :

0 et 2 — Vos symptômes sont bénins : la prise d'antiacides à l'occasion est recommandée.

3 et 6 — Vos symptômes sont modérés : la prise intermittente de médicaments en vente libre tels qu'antiacides ou H2-bloquants de façon plus régulière pourrait apporter un soulagement.

7 à 15 — Vos symptômes sont graves : la prise régulière de H2-bloquants en vente libre pourrait apporter un soulagement, mais il est recommandé de consulter votre médecin.

16 à 30 — Vos symptômes sont très graves : consultez votre médecin ; il est possible qu'il vous prescrive un inhibiteur de la pompe à protons (IPP).

Adapté avec la permission de Paré, P., Meyer, F. Armstrong, D., Pyzyk, M., Pericak, D. et Goeree, R. Validation du QFSR, un questionnaire autoadministré sur la fréquence des symptômes pour les patients atteints d'un reflux gastro-œsophagien pathologique. *Canadian Journal of Gastroenterology*, 2003 ; 17(5), p.307-312.

Le diagnostic

En Amérique du Nord, habituellement, le diagnostic du reflux gastro-œsophagien pathologique est posé en fonction des réponses que le patient fournit relativement à ses symptômes. La plupart du temps, le patient qui consulte son médecin pour ses symptômes de brûlures d'estomac, et possiblement de reflux acide, est traité avec des médicaments pour les soulager, généralement sans examen diagnostique supplémentaire.

Or, il arrive que le médecin veuille procéder à un examen plus détaillé avant de prescrire des médicaments, selon les antécédents médicaux du patient et les résultats de l'examen physique, et aussi de la nature et de la gravité des symptômes, surtout s'il y a présence de signes alarmants.

Le diagnostic provisoire

Lorsqu'un patient décrit ses symptômes habituels de brûlures d'estomac et de reflux acide, le médecin pose un diagnostic provisoire. Les médecins ont tendance à poser des «diagnostics provisoires» de RGOP lorsque les antécédents et les résultats physiques indiquent une probabilité de RGOP.

Lorsqu'il y a amélioration des symptômes du patient traité avec des médicaments pour contrer le reflux acide, on estime que le diagnostic était exact.

L'endoscopie et la gastroscopie

Dans le cas d'une aggravation des symptômes ou si l'affection est difficile à traiter, l'omnipraticien peut décider de faire voir son patient par un gastroentérologue qui procédera à une endoscopie afin d'évaluer les tissus de l'œsophage et de tenter d'identifier des changements pouvant expliquer ses symptômes.

Il se peut, afin de déceler s'il y a progression d'une maladie grave et des complications possibles, que votre médecin demande de vous faire passer une endoscopie ou une gastroscopie. Le terme *endoscope* ou *endoscopie* signifie qu'une caméra sera utilisée pour examiner les parois intérieures de votre tube digestif. L'examen peut se faire à partir de la partie supérieure du tube digestif ou à partir de la partie inférieure. Le terme *gastroscope* ou *gastroscopie* signifie que la minuscule caméra sera introduite par la bouche pour examiner l'œsophage jusqu'à l'estomac.

Ces procédures diagnostiques ne sont pas effectuées sur toutes les personnes ayant des symptômes de reflux acide, et les résultats d'un examen endoscopique ne révéleront aucune maladie de l'œsophage ou de l'estomac chez la majorité des gens examinés. Cependant, lorsque les symptômes sont tenaces ou ne sont pas soulagés par les médicaments en vente libre ou sous ordonnance, ces procédures peuvent être utiles et préventives.

Seul un médecin dûment qualifié, doté des compétences nécessaires pour évaluer l'information des antécédents du patient et les résultats de son examen physique, peut décider de lui faire passer ou non un examen endoscopique.

Le diagnostic différentiel

Les symptômes normalement associés au reflux acide pathologique peuvent aussi indiquer l'existence d'autres affections. Il se peut que votre médecin vous fasse passer des tests si vos symptômes s'apparentent à d'autres affections ou maladies. Au nombre des autres affections dont les symptômes s'apparentent au RGOP, il y a les inflammations de l'œsophage résultant d'infections fongiques ou virales, la maladie de Crohn de l'œsophage, les médicaments qui irritent la muqueuse de l'œsophage, les ulcères gastriques à l'intérieur de l'estomac et, possiblement, les maladies du cœur.

Discutez avec votre médecin de la présence possible d'autres affections. Les symptômes d'une certaine maladie peuvent, de nombreuses façons, s'apparenter au reflux acide pathologique, mais posséder d'autres caractéristiques qui ne sont pas propres au reflux gastro-œsophagien.

Les maladies du cœur

Chez certaines personnes, la douleur intense des brûlures d'estomac qui irradie la région du thorax, derrière le sternum, s'apparente à celle d'une crise cardiaque. Si une crise cardiaque potentielle est soupçonnée, un rendez-vous pour un ECG peut être fixé pour déterminer s'il y a risque ou non.

Saviez-vous que...
La sensation que procurent les brûlures d'estomac — une douleur intense au thorax, derrière le sternum — peut s'apparenter à la douleur d'une crise cardiaque. Si jamais il vous arrive de ressentir une douleur semblable, il serait important de demander à votre médecin d'en identifier la source, soit le cœur ou l'œsophage.

LE CAS DE STÉPHANE

Stéphane est un homme de 59 ans qui, depuis 10 ans, souffre de reflux acide qu'il contrôlait bien jusqu'à tout récemment avec des inhibiteurs de la pompe à protons (IPP). En peu de temps, il a perdu 5 kilos involontairement, il a de la difficulté à avaler les aliments solides, vomit de temps à autre et présente des saignements. Ses plus récents tests sanguins ont révélé la présence d'anémie qu'il n'avait pas auparavant. Son médecin lui a expliqué que ses nouveaux symptômes indiquent que l'affection de Stéphane a changé, et l'a référé à un gastroentérologue. Les résultats de son examen endoscopique de l'œsophage et de l'estomac ont révélé une modification de la muqueuse de l'œsophage et la présence de l'œsophage de Barrett.

L'œsophage de Barrett est une pathologie des tissus normaux du sphincter œsophagien inférieur selon laquelle des changements à ces tissus peuvent mener au cancer de l'œsophage. Le médecin de Stéphane a fortement insisté sur le fait qu'il s'agit d'une possibilité et non d'une certitude. Les gens qui souffrent de l'œsophage de Barrett sont suivis par un gastroentérologue qui surveille attentivement toute modification subséquente des tissus et effectue des examens endoscopiques régulièrement.

LE CAS DE DAVID

David est un homme de 51 ans qui, depuis 5 ans, a des brûlures d'estomac au niveau du thorax et du reflux acide dans sa gorge. Depuis quelque temps, sa douleur s'intensifie. David a de la difficulté à avaler ses aliments, ce qui nuit à son apport nutritionnel quotidien habituel. Son médecin l'a référé à un gastroentérologue qui a conclu qu'il serait sage d'examiner la partie supérieure de son tube digestif à l'aide d'un endoscope. L'examen endoscopique a révélé que l'œsophage de David comportait des signes d'érosion, de petites lésions des tissus. Ces lésions sont fort probablement la source de la douleur croissante de David.

Le gastroentérologue a expliqué à David que son reflux acide pathologique est exacerbé par l'érosion des tissus qui, à son tour, sera aggravée par le refoulement de l'acide depuis l'estomac à l'œsophage dans lequel les lésions les plus récentes baigneront. Grâce à l'endoscope qui permet de voir les lésions, il sera plus facile de vérifier si les médicaments qui seront prescrits pour traiter le reflux acide pathologique de David réussiront à guérir l'érosion. Des endoscopies de contrôle seront effectuées au besoin.

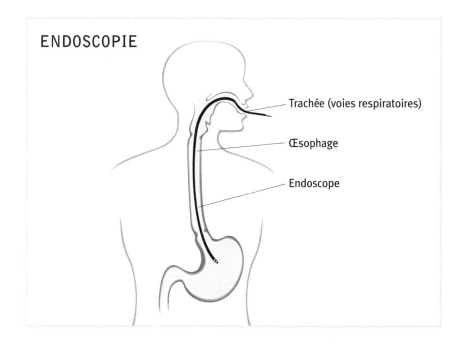

ENDOSCOPIE

Trachée (voies respiratoires)

Œsophage

Endoscope

Q: Comment se déroule une endoscopie ou une gastroscopie?

R: Les examens gastroscopiques et endoscopiques sont habituellement effectués au département d'endoscopie d'un hôpital ou d'une clinique. Un relaxant musculaire est habituellement donné au patient pour réduire l'anxiété et l'aider à se détendre. La procédure implique l'introduction, par la bouche, d'un long tube flexible portant une minuscule caméra vidéo à son extrémité et de le faire suivre dans l'œsophage, en passant par la valve du sphincter œsophagien inférieur jusque dans l'estomac. La procédure se déroule rapidement: le médecin déplace le tube dans la partie supérieure du tube digestif en étant attentif à toute modification des tissus pouvant indiquer un problème, et en effectuant des biopsies de ceux-ci au besoin.

Saviez-vous que...
Une étude récente qui cherchait à mesurer l'incidence du stress sur les symptômes des brûlures d'estomac a révélé que ce sont les facteurs de stress majeurs, par opposition aux événements stressants mineurs ou aux sautes d'humeur, qui exercent une action sur la gravité des brûlures d'estomac. Il est également possible qu'un état de stress prolongé déclenche des mécanismes psychologiques et physiologiques qui exacerbent les symptômes des brûlures d'estomac.

Saviez-vous que...
Il semblerait que les suppléments de chlorure de potassium peuvent entraîner des lésions graves à l'œsophage. Rétrécissement, saignements et érosion ont été identifiés chez un petit nombre de personnes. Assurez-vous de suivre les directives du pharmacien si vous utilisez ce médicament.

La dépression et le stress

Les facteurs de stress psychosociaux sont souvent associés à l'aggravation des affections du tractus gastro-intestinal. Un lien direct a été établi entre les troubles émotionnels et la motilité de l'œsophage. Les douleurs au thorax qui ne résultent pas d'une maladie du cœur ont aussi été associées à l'anxiété et aux symptômes de dépression.

Les mauvaises réactions aux médicaments

Certains médicaments peuvent entraîner des problèmes majeurs qui comportent des symptômes semblables à ceux du reflux acide pathologique. Veillez à informer votre médecin de tous les médicaments que vous prenez.

Une ulcération de l'œsophage peut également se produire lorsque les médicaments sont avalés avec une quantité insuffisante d'eau. Le médicament commence à se dissoudre sur la muqueuse de l'œsophage ce qui peut provoquer, dans certains cas, une irritation grave.

Certains antibiotiques, antiviraux et anti-inflammatoires non stéroïdiens peuvent entraîner des problèmes majeurs qui peuvent être contrés en veillant à avaler les médicaments avec une quantité suffisante d'eau pour leur permettre de pénétrer dans l'estomac où leur dissolution doit se produire.

Les bisphosphonates, un type de médicament utilisé pour prévenir la résorption osseuse, ont été identifiés comme élément responsable de lésions œsophagiennes. Il peut en résulter une œsophagite érosive chez un nombre restreint de patients qui prennent ces médicaments. Assurez-vous de vous tenir à la verticale et d'avaler une quantité suffisante d'eau lorsque vous prenez vos médicaments afin qu'ils pénètrent bien dans l'estomac.

La dysmotilité œsophagienne

Une dysmotilité œsophagienne se produit lorsque les ondes péristaltiques qui assurent le passage des aliments et des liquides de la bouche à l'estomac ne sont pas synchronisées. Des tests sur la motilité servent à évaluer les patients atteints de symptômes de dysphagie ne découlant pas d'une inflammation ou d'un rétrécissement afin de déterminer la raison pour laquelle les ondes péristaltiques sont désordonnées.

Les anomalies de la motilité œsophagienne se divisent en quatre groupes :

- L'hypercontractilité de l'œsophage — peut être consécutive au RGOP
- L'hypocontractilité de l'œsophage — peut être consécutive au RGOP
- Les ondes œsophagiennes non coordonnées — par exemple, les spasmes diffus de l'œsophage ou œsophage «casse-noisettes»
- Les relaxations inappropriées du sphincter du SOI — par exemple, l'achalasie

Les tests manométriques servent à identifier les anomalies prédominants de la motilité de l'œsophage. Une fois le diagnostic posé, le plan de traitement peut être établi.

Les ulcères œsophagiens

Les ulcères de l'œsophage sont rares. Lorsqu'ils se présentent, ils peuvent résulter d'un bon nombre d'affections liées au système immunitaire, dont les maladies auto-immunes, les maladies génétiques héréditaires, les carcinomes œsophagiens, et les réactions du système immunitaire aux infections fongiques ou virales. Il existe aussi des maladies de la peau associées aux problèmes de l'œsophage. Un examen endoscopique permettra d'identifier la source du problème.

Un système immunitaire compromis

Les infections de l'œsophage ne sont pas fréquentes chez les personnes en santé. Or, lorsque le système immunitaire est affaibli, une série d'infections peuvent survenir. Le candida est la source d'infection la plus courante, et il est lié à la malnutrition, au diabète et à l'usage de plusieurs antibiotiques et de médicaments stéroïdiens.

L'achalasie

L'achalasie est un problème de l'œsophage caractérisé par une absence de l'action péristaltique au sein de l'œsophage, entre les sphincters œsophagiens supérieur et inférieur, accompagnée de l'incapacité du SOI de se détendre complètement. Le muscle trop contracté du SOI agit comme une obstruction qui doit être traitée. Parmi les principaux symptômes, notons une difficulté à avaler des aliments solides et liquides, la régurgitation d'aliments non digérés et une salivation excessive, une douleur au niveau du thorax dans la région du sternum, des brûlures d'estomac ne résultant pas d'un repas, et la perte de poids. Souvent, les personnes qui en sont atteintes vivent avec ces problèmes depuis plusieurs années, s'adaptant à la nature lentement progressive de l'achalasie avant de consulter un médecin.

Le traitement de la maladie passe par une gestion des symptômes et la prévention de complications. Le but principal du traitement est de diminuer la pression de la valve du SOI en prenant des mesures pour détendre le muscle afin de permettre le passage des aliments et des liquides de l'œsophage à l'estomac.

Le syndrome de Zollinger-Ellison

Le SZE est un trouble rare qui touche différentes parties du système digestif, entraînant la formation de tumeurs dans le duodénum et le pancréas, ainsi que des ulcères à l'estomac et au duodénum. Les tumeurs sécrètent une hormone connue sous le nom de «gastrine» qui pousse l'estomac à produire une plus grande quantité d'acide qu'en temps normal.

D'autres tests diagnostiques

Parfois, des tests diagnostiques supplémentaires peuvent être entrepris afin de tenter de mieux comprendre la gravité de la maladie ou pour fournir de l'information pouvant aider à améliorer le traitement médical existant. Au nombre de ces tests, notons l'enregistrement ambulatoire du pH pour évaluer la quantité et la présence d'acide dans l'œsophage, le test des inhibiteurs de la pompe à protons qui sert à évaluer si la catégorie de médicaments utilisés va réussir à soulager rapidement les symptômes de reflux acide, et le test de perfusion acide qui permet de vérifier si une augmentation de la sensibilité de l'œsophage est la cause des brûlures d'estomac ou de la douleur au niveau thoracique.

Saviez-vous que...
Les personnes atteintes du VIH/sida ont souvent de gros ulcères profonds à l'œsophage; l'infection au candida est aussi fréquente chez ces patients. La prednisone est utilisée pour traiter ce type de maladie ulcéreuse.

L'enregistrement ambulatoire du pH (pHmétrie)

Ce test sert parfois à diagnostiquer la présence d'un surplus d'acide dans l'œsophage chez les patients recevant un traitement médical standard, mais dont les problèmes ne sont toujours pas sous contrôle. Une électrode de mesure du pH est branchée à un appareil de collecte de données introduit par la bouche et allant jusque dans la partie inférieure de l'œsophage. Ce test permet d'identifier les symptômes et de mesurer l'activité du reflux acide. La fréquence et la durée peuvent également être mesurées, donnant une meilleure idée du lien qui existe entre les symptômes du reflux acide et la présence d'acide dans l'œsophage inférieur.

Le test des inhibiteurs de la pompe à protons (IPP)

Ce test consiste à mesurer comment les personnes soupçonnées de souffrir de reflux acide pathologique réagissent à des doses élevées d'IPP sur une courte période. Le test est positif s'il y a une amélioration d'environ 50 à 75 % des symptômes du patient prenant des IPP.

Saviez-vous que...
Le test des inhibiteurs de la pompe à protons (IPP) est très sécuritaire et ne cause aucun inconfort.

Le test de perfusion acide (test de Bernstein)

Ce test implique l'administration dans l'œsophage d'une solution saline d'abord et d'une solution acide chimique ensuite afin d'évaluer si le patient ressent de la douleur, des brûlures d'estomac ou autres symptômes de reflux acide lorsque la solution acide est introduite. Ce test est habituellement effectué au même moment que le test de manométrie œsophagienne.

La manométrie œsophagienne

Ce test donne une indication de l'efficacité des muscles de l'œsophage et de la valve du SOI chez les patients souffrant de reflux acide pathologique. Chez les gens qui en sont atteints, il y a aussi un délai dans le passage des aliments de l'œsophage jusque dans l'estomac. Ce test permet d'identifier comment la pression de la valve du SOI et les relaxations transitoires du SOI contribuent au reflux d'acide de l'estomac à l'œsophage, ainsi que de la capacité de la valve du SOI de refouler l'acide dans l'estomac.

Q: Existe-t-il un lien entre la bactérie *Helicobacter pylori (H. pylori)* et le reflux acide pathologique?

R: La bactérie *Helicobacter pylori* se trouve parfois dans l'estomac où elle entraîne une réaction allergique connue sous le nom de gastrite. Pendant qu'elle s'installe dans l'estomac, *H. pylori* détruit la muqueuse protectrice épaisse de ses parois, ce qui permet à la bactérie et aux acides de l'estomac de s'attaquer aux couches de tissus plus fragiles, entraînant une réaction inflammatoire douloureuse dans l'estomac. *H. pylori* est diagnostiquée par plusieurs tests qui utilisent des échantillons de sang, d'haleine, de selles, de tissus ou de salive. Le test le plus courant de détection de *H. pylori* fait appel à un échantillon de sang afin d'identifier la présence d'anticorps à la bactérie. Rien ne prouve que *H. pylori* est la cause des symptômes de reflux acide. Au contraire, la bactérie aurait davantage tendance à diminuer la sécrétion d'acide dans l'estomac chez certaines personnes, ce qui laisse entendre qu'elle contribue peut-être à diminuer les symptômes du reflux acide. La présence de *H. pylori* dans l'estomac ne nuit pas au traitement du RGOP. Or, si un traitement de longue durée avec des inhibiteurs de la pompe à protons est requis, il est préférable d'éradiquer la bactérie compte tenu du fait que sa présence (avec ou sans traitement aux IPP) peut conduire à des modifications précancéreuses des tissus de l'estomac. Une trithérapie effectuée pendant une ou deux semaines constitue un traitement efficace pour l'enrayer.

Saviez-vous que...
Les traitements médicaux ne conviennent pas à tous. Il est donc important de jumeler changements apportés au mode de vie et aide pharmaceutique.

Le pronostic
À court terme

L'objectif à court terme principal est de traiter les brûlures d'estomac et le reflux acide afin d'améliorer la qualité de vie du patient. Chez certaines personnes, les brûlures d'estomac et le reflux acide sont faibles, alors que d'autres personnes ont des symptômes graves qui nuisent réellement à leur qualité de vie. Assurer un suivi des patients en utilisant des questionnaires normalisés identifiant les facteurs de la qualité de vie est une pratique de plus en plus courante pour permettre d'évaluer dans quelle mesure tous les types de traitement répondent à leurs besoins.

À long terme

L'objectif à long terme principal est de guérir les tissus endommagés afin de réduire les risques de complications tel le rétrécissement de l'œsophage qui nuit au passage des aliments entre l'œsophage et l'estomac. La prévention du cancer de l'œsophage est un autre objectif à long terme.

Les complications

La prévalence des complications pour cette affection est, tout compte fait, très faible. Les complications surviennent plus fréquemment avec le reflux érosif, moins répandu que le reflux acide pathologique. La majorité des gens sont atteints de la version non érosive de reflux acide qui n'est pas considérée comme une cause de lésions, d'ulcères ou de fistules de l'œsophage.

La qualité de vie

Les gens qui vivent avec des symptômes fréquents de brûlures d'estomac chroniques et qui répondent mal au traitement habituel, estiment qu'une mauvaise qualité de vie constitue un problème de taille. Le reflux acide est un trouble imprévisible qui peut bouleverser votre vie lorsque vous vous y attendez le moins, et avoir une incidence sur votre productivité et votre joie de vivre.

Les complications de la version érosive de la maladie peuvent être très douloureuses, bien que ceux qui en souffrent soient davantage en mesure de réagir favorablement et rapidement aux inhibiteurs de pompe à protons (IPP) qui guérissent les tissus irrités et ulcérés. Même lorsque la douleur est grave dans le cas d'une rechute, le fait de savoir que les IPP ont été efficaces dans le passé et qu'ils le seront probablement dans le futur peut être très rassurant.

Or, une proportion importante de gens souffrant de reflux acide non érosif ne réagissent pas tellement bien aux IPP pour des raisons qui nous échappent. La dégradation de la qualité de vie de ces gens peut représenter un problème majeur. Les tests gastroscopiques sont négatifs la plupart du temps, ne laissant voir aucun signe de changements dans les tissus. Lorsque les traitements aux IPP ne réussissent pas à soulager la douleur de façon significative, l'incapacité de contrôler l'affection peut être extrêmement frustrante.

section 2

Les traitements du reflux acide pathologique

Chapitre 5 Les médicaments

LE CAS DE DANIEL

Daniel constate que la douleur qui accompagne ses brûlures d'estomac s'aggrave continuellement, et que l'ensemble de ses symptômes de RGOP échappent dorénavant à son traitement actuel. Les antiacides et les H2-bloquants à faible dose en vente libre ne sont vraiment pas aussi efficaces qu'ils l'étaient dans le passé. Son médecin estime que les inhibiteurs de la pompe à protons (IPP) constituent le meilleur choix pour l'aider à contrôler sa maladie.

Autant les médicaments en vente libre que ceux sous ordonnance démontrent une grande efficacité dans le traitement des symptômes de brûlures d'estomac chroniques et de reflux acide pathologique. Les agents prokinétiques, les modulateurs sensoriels et certains remèdes à base de plantes médicinales peuvent aussi soulager la douleur.

Les médicaments en vente libre

Il existe de nombreux produits qui aident à soulager les cas bénins de reflux acide ou de reflux gastro-œsophagien. Les différentes catégories de médicaments sont les antiacides, les alginates et les inhibiteurs du récepteur H2 de l'histamine à faible dose. Ces produits sont vendus sans ordonnance, ce qui en fait le premier choix en ce qui a trait au traitement du reflux acide pour les gens qui gèrent eux-mêmes leurs symptômes.

Les antiacides

Les antiacides servent à soulager les symptômes bénins qui accompagnent les brûlures d'estomac et le reflux acide. Ils agissent comme neutralisateur des acides de l'estomac à partir d'une combinaison de calcium, de magnésium ou d'aluminium, mélangés à du bicarbonate ou de l'hydroxyde.

Antiacides courants
- *Alka-Seltzer*
- *Maalox*
- *Mylanta*
- *Pepto-Bismol*
- *Rolaids*
- *Riopan*
- *Tums*

Alginates courants

- Les produits *Gaviscon* : *Gaviscon pour neutraliser l' acide* ; *Gaviscon contre les brûlures d' estomac*

Agents à effet barrière courants

- Sucralfate (*Sulcrate*)

Inhibiteurs du récepteur H2 de l'histamine à faible dose

- Cimétidine (*Tagamet*)
- Ranitidine (*Zantac*)
- Famotidine (*Pepcid*)
- Nizatidine (*Axid, Nizaxid*)

Les alginates

L'acide alginique, ou alginate, est extrait d'algues et ensuite raffiné et ajouté à des médicaments antiacides. Les propriétés uniques des produits alginiques permettent de «distancer» l'acide de l'estomac de l'œsophage par l'entremise d'un «pont de mousse flottant», fait d'alginate de sodium. Cette «mousse» permet de contrôler le refoulement dans l'œsophage de l'acide contenu dans l'estomac.

Les agents à effet barrière

Les agents à effet barrière, disponibles en vente libre sont, en règle générale, bien tolérés. Ils agissent de manière localisée sur les tissus de l'œsophage et gastriques afin de protéger la muqueuse contre les irritations des produits acides comme les sucs digestifs et les produits chimiques ou les médicaments.

Les inhibiteurs du récepteur H2 de l'histamine

Aussi connus sous le nom de H2-bloquants, les inhibiteurs du récepteur H2 de l'histamine appartiennent à la catégorie des médicaments qui empêchent la production d'acide par l'estomac. Plus particulièrement, ces médicaments empêchent l'histamine de stimuler la cellule pariétale qui libère de l'acide chlorhydrique dans le creux de l'estomac. Les produits à faible dose peuvent être utilisés sans ordonnance pour traiter le reflux acide. Malheureusement, l'effet du H2-bloquant s'estompe avec le temps et l'effet des aliments reprend rapidement le dessus.

Les médicaments sous ordonnance

Lorsque le reflux acide se met à affecter votre qualité de vie et nécessite d'être traité régulièrement, votre médecin devra dresser un plan de soins en fonction de vos besoins. Votre médecin est votre meilleur guide sur la façon de gérer votre reflux acide.

Vous aurez peut-être à prendre des médicaments sous ordonnance, conçus pour faire cesser rapidement la sécrétion d'acide par l'estomac, afin de soulager rapidement vos symptômes. Votre médecin vous prescrira peut-être des médicaments plus puissants que ceux qui sont offerts en vente libre.

Deux catégories de médicaments seraient envisagées : les inhibiteurs du récepteur H2 de l'histamine dans une dose plus forte pour traiter une maladie moyennement grave, et des inhibiteurs de la pompe à protons (IPP), des agents plus puissants d'inhibition de l'histamine, pour réduire la sécrétion d'acide.

Les inhibiteurs de la pompe à protons (IPP)

Les inhibiteurs de la pompe à protons sont les médicaments les plus efficaces pour traiter le reflux acide pathologique. Tout comme les antagonistes d'histamine, ils sont conçus pour empêcher la sécrétion d'acide par la pompe à protons à l'intérieur de l'estomac. Cependant, l'action des IPP est beaucoup plus puissante et entraîne un blocage irréversible de la pompe à protons dans l'estomac. L'effet dure de 2 à 3 jours. Ensuite, la cellule pariétale remplace les pompes bloquées par de nouvelles pompes fonctionnelles.

Les gens qui ont de fréquents épisodes et des symptômes graves ont souvent un traitement aux IPP de longue durée. Ceux qui souffrent d'une forme plus bénigne de la maladie sont souvent en mesure de réduire la dose ou de cesser le traitement pendant un certain temps. Par exemple, à la suite d'un traitement initial aux IPP, il se peut qu'ils puissent «rétrograder» à une dose plus faible, même à des antagonistes H2, et peut-être pouvoir cesser le traitement médical jusqu'à la prochaine manifestation de la maladie.

Prescrire des médicaments «sur demande» est la façon de procéder de certains médecins pour certains de leurs patients chez qui les symptômes récidivent de façon intermittente, nécessitant des médicaments occasionnellement. Le patient cesse de prendre des médicaments lorsque les symptômes sont sous contrôle, et recommence à en prendre lorsque ses symptômes reviennent.

Bien que les IPP soient reconnus comme étant révolutionnaires lorsqu'il s'agit de cibler la source principale du reflux acide pathologique, pour des raisons qui nous échappent, ils ne sont pas efficaces pour toutes les personnes atteintes. Environ un tiers des personnes qui souffrent de reflux acide pathologique non érosif, ou dont les résultats d'un examen endoscopique sont négatifs, réagissent mal aux IPP.

Saviez-vous que...

Les IPP ont tendance à agir plus rapidement et plus efficacement que d'autres médicaments pour régler les brûlures d'estomac. Ils se sont avérés plus efficaces pour guérir les inflammations des tissus et dans le traitement des symptômes que les antagonistes H2.

Les inhibiteurs de la pompe à protons (IPP)

- Ésoméprazole
- Lansoprazole
- Oméprazole
- Pantoprazole
- Rabéprazole

Q: À quel moment faut-il demander l'aide de votre médecin?

R: Lorsque vos symptômes s'aggravent de jour en jour et nuisent à vos activités quotidiennes habituelles et que vous devez prendre des médicaments en vente libre régulièrement, il est temps de consulter votre médecin! Une diminution de l'efficacité des médicaments en vente libre et une aggravation de vos symptômes de reflux acide signifient qu'il vous faut des conseils médicaux.

Les autres agents pharmacologiques
Les agents prokinétiques

Les agents prokinétiques sont des médicaments conçus pour augmenter la pression de la valve du sphincter de l'œsophage inférieur pour faciliter le passage du bol alimentaire de l'estomac à l'intestin grêle. Ces agents peuvent avoir différents effets sur le système digestif:

- une amélioration du transit œsophagien (la vitesse à laquelle les aliments et les liquides se déplacent dans le tube digestif);
- une amélioration de la vidange de l'acide refoulé de l'œsophage;
- une amélioration de la pression du SOI, réduisant ainsi les problèmes de reflux;
- une amélioration de la vitesse de la vidange du contenu de l'estomac dans l'intestin grêle, diminuant le risque de reflux;
- une diminution des autres symptômes non liés au reflux, une réduction des ballonnements;
- une diminution des problèmes de constipation étant donné que les aliments et les liquides passent plus rapidement dans le système digestif.

Les modulateurs sensoriels

Les modulateurs sensoriels sont des médicaments contre l'anxiété et des antidépresseurs. Les facteurs de stress psychosociaux ont souvent une influence importante sur le fonctionnement du tube gastro-intestinal. L'utilisation de tranquillisants ou d'antidépresseurs peut fonctionner chez les personnes qui présentent des troubles digestifs qui ne sont pas soulagés par un traitement antireflux courant. Les antidépresseurs tricycliques ont, cependant, la capacité de détendre la valve du SOI donc de contribuer aux symptômes de reflux acide. Si l'effet de ces médicaments vous préoccupe, discutez-en avec votre médecin.

Les remèdes à base de plantes médicinales

Bien qu'elles ne soient pas réellement des médicaments, certaines plantes ont des propriétés apaisantes pour les troubles digestifs tels indigestion, ulcères et reflux acide. Or, il existe peu d'information tirée d'études concluantes relativement à des produits destinés au reflux acide pathologique. Certaines plantes doivent être évitées si vous avez des symptômes de reflux acide. Les femmes enceintes devraient éviter d'ingérer ces préparations sans l'avis d'un médecin.

DES TRAITEMENTS MÉDICINAUX POTENTIELLEMENT EFFICACES

Les gens qui souffrent de troubles digestifs ont souvent d'autres problèmes comme l'hyperacidité, les ulcères, une irritation de la muqueuse et ainsi de suite. Les plantes suivantes ont plusieurs propriétés curatives.

Plante	Où se trouve le mal	Propriétés
Camomille	Système digestif Indigestion Colique Gastrite Ulcères gastriques	Anti-inflammatoire Antispasmodique Anxiolytique

Plante	Où se trouve le mal	Propriétés
Gingembre	Système digestif Dyspepsie	Favorise la digestion
Griffe de chat	Système digestif Ulcères gastriques	Anti-inflammatoire
Griffe du diable	Système digestif Dyspepsie	Amer digestif
Hydraste du Canada	Système digestif Muqueuse	Action astringente Anti-inflammatoire Anti-infectieux
Mélisse	Système digestif Ballonnement abdominal	Antispasmodique
Menthe poivrée	Système digestif Dyspepsie Gastrite	Carminatif Antispasmodique
Orme rouge	Système digestif Ulcère gastrique pathologique Gastrite	Anti-inflammatoire Protège les parois de la muqueuse
Racine de pissenlit	Système digestif Indigestion Dyspepsie	Amer digestif
Réglisse	Système digestif Gastrite Ulcères gastriques et duodénaux	Protège la paroi du tube gastro-intestinal et les cellules qui sécrètent du mucus
Reine-des-prés	Système digestif Hyperacidité Indigestion Ulcère gastrique pathologique	Anti-inflammatoire Action calmante et curative sur le système gastro-intestinal
Thym	Système digestif Dyspepsie	Antispasmodique

LES PLANTES POUVANT NUIRE

Assurez-vous d'éviter les substances suivantes si vous avez des brûlures d'estomac et autres symptômes de reflux acide.

Plante	Effet indésirable
Ail	Brûlures d'estomac, flatulences, dérangement gastrointestinal (à plus de 4 gousses par jour)
Gingembre	Brûlures d'estomac, trouble digestif (rare)

Chapitre 6 Les interventions chirurgicales

LE CAS DE MARC

Marc est un métallurgiste de 58 ans qui vit avec des problèmes de RGOP depuis 20 ans. Pendant plusieurs années, il a réussi à soulager ses symptômes avec des médicaments en vente libre avant de passer à des doses plus fortes d'H2-bloquants et d'IPP. Depuis 5 ans, il ne réussit plus à soulager sa douleur. Il croit qu'il est temps d'envisager une intervention chirurgicale qui, il l'espère, permettra d'améliorer sa qualité de vie.

La chirurgie ne devrait jamais être le premier recours comme traitement du reflux acide pathologique. Assurez-vous de suivre rigoureusement un programme médical et d'apporter des changements à votre mode de vie avant d'y songer. Dans la plupart des cas, les IPP s'avèrent un excellent moyen de contrôler les syptômes. Or, il existe quelques patients qui sont réfractaires aux traitements courants pour des raisons qu'on ignore. Pour eux, la chirurgie peut sembler être la solution à leur qualité de vie compromise.

Les chirurgiens disposent de bon nombre de procédures courantes qu'ils effectuent soit par une ouverture de l'abdomen ou de la région thoracique. La chirurgie par laparoscopie peu effractive constitue l'un des moyens les plus récents d'opérer.

Lorsque cette solution est utilisée auprès de patients soigneusement choisis, la chirurgie peut avoir un effet très positif sur la qualité de vie. Inversement, lorsqu'elle est utilisée sur des candidats moins bien ciblés, ces problèmes risquent de ne pas disparaître.

Saviez-vous que...

Subir une chirurgie pour régler les problèmes de RGOP ne devrait être envisagé qu'en tout dernier lieu. Or, si vous songez sérieusement à y avoir recours, renseignez-vous sur les différentes options chirurgicales et sur quel chirurgien cumule le plus d'expérience.

Premiers indices de la nécessité d'une chirurgie

- Un SOI défectueux
- Une évacuation insatisfaisante du bol alimentaire par l'œsophage dans l'estomac
- Certaines anomalies de l'estomac qui favorisent le reflux d'acide

Les personnes affectées principalement par un SOI défectueux ont plus de chances de bénéficier d'une intervention chirurgicale.

Indices connexes

- Facteurs de risque d'une maladie en progression ou difficile à gérer
- Maladie à un stade avancé ou compliquée
- Reflux pathologique exacerbé par une maladie thoracique

Une chirurgie peut aussi être envisagée dans le cas de patients qui ont été soulagés par la suppression d'acide des IPP, mais ne veulent pas continuer à prendre des médicaments pendant une longue période pour différentes raisons.

Les procédures chirurgicales

Lorsqu'il doit envisager une procédure chirurgicale, le chirurgien tient compte des caractéristiques physiques du patient et de ses besoins d'un point de vue individuel, incluant la longueur et la motilité de l'œsophage. Les différentes procédures chirurgicales envisageables pour régler le reflux acide sont divisées en deux groupes : la fundoplication totale et la fundoplication partielle.

Une chirurgie ne garantit pas un soulagement complet chez tous les patients. Certains peuvent ne pas réagir à une intervention chirurgicale, tandis que chez d'autres, la fundoplication peut «glisser» ou se relâcher, permettant aux symptômes de reflux de revenir.

La fundoplication totale

La fundoplication de Nissen est un exemple de fundoplication totale qui peut être effectuée par une ouverture de l'abdomen, par le thorax ou par laparoscopie. La procédure implique de tirer la partie supérieure de l'estomac vers l'œsophage et d'en envelopper l'œsophage inférieur dans des plis qui sont ensuite suturés ou agrafés.

La fundoplication partielle

La procédure de Belsey est un exemple de fundoplication partielle qui est

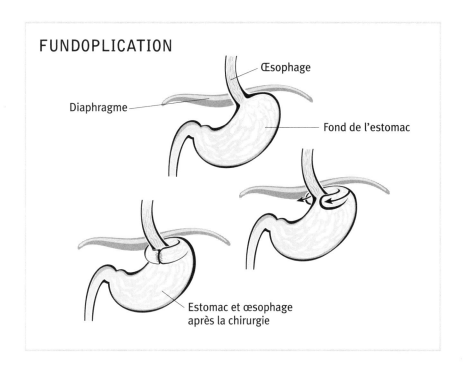

FUNDOPLICATION

Œsophage

Diaphragme

Fond de l'estomac

Estomac et œsophage
après la chirurgie

habituellement effectuée par le thorax. Il s'agit d'envelopper l'œsophage avec la partie supérieure l'estomac. La procédure implique de tirer la partie supérieure de l'estomac vers l'œsophage et d'en envelopper l'œsophage inférieur dans des plis qui sont ensuite suturés ou agrafés.

La fundoplication partielle est la procédure de choix pour les patients dont le péristaltisme est défectueux (un mouvement musculaire ondulatoire léger qui assure le déplacement des aliments à travers le tube digestif) et dont le risque d'avoir de la difficulté à avaler après la chirurgie est faible.

Selon des résultats d'études, la fundoplication totale (procédure de Nissen) pourrait s'avérer plus efficace pour contrôler le reflux que la fundoplication partielle (réparation Belsey ou de Toupet). Or, certains chercheurs estiment que la procédure de Nissen comporte davantage de problèmes postopératoires.

La fundoplication partielle de Toupet semble comporter plus d'avantages que la procédure de Belsey et donne de bons résultats par laparoscopie.

Les complications chirurgicales

Des complications chirurgicales peuvent se produire et elles ne sont pas toujours banales.

- La gastroparésie (paralysie de l'estomac), résultat d'une blessure au nerf pneumogastrique.
- La dysphagie (difficulté à déglutir) peut être un problème passager résultant de l'inflammation des tissus après la chirurgie, ou un problème de longue durée résultant de changements à la motilité de l'œsophage à la suite de la chirurgie.
- Des problèmes récurrents de reflux.
- Une incapacité à vomir.
- Le syndrome de ballonnement où le patient se sent gonflé, mais est incapable d'avoir des éructations pour soulager la tension accumulée dans l'estomac.

Chapitre 7   Les changements à apporter à votre mode de vie

LE CAS D'ÉLAINE

Élaine a de la difficulté à gérer son poids qui, selon son médecin, est l'un des facteurs de l'aggravation de ses symptômes de reflux acide. Son indice de masse corporelle (IMC) d'une valeur de 44 appartient à la catégorie III, obésité, des standards médicaux. Son tour de taille est de 125 cm (50 po), indiquant une obésité tronculaire. Elle court le risque de développer des problèmes de santé graves compte tenu de son poids et de son tour de taille.

Élaine a essayé de nombreux régimes au cours des huit dernières années : elle perd un peu de poids, mais le reprend avec quelques kilos de plus. Elle est toujours à l'affût d'un nouveau régime miracle. Élaine est de plus en plus découragée à essayer d'autres régimes amaigrissants ; elle sent qu'elle a échoué dans toutes ses tentatives.

Élaine a un emploi exigeant et trois enfants âgés entre quatre et huit ans. Elle croit qu'elle n'a ni le temps ni l'énergie à consacrer à de l'exercice physique. Elle est trop stressée et épuisée présentement pour songer à apporter des changements à son mode de vie. *(suite à la page 68)*

Saviez-vous que...

Le reflux acide est un trouble dont les symptômes s'intensifient en présence d'éléments stressants. Lorsqu'il s'agit de gérer cet état, il importe de connaître la cause de ce stress et comment en contrôler les aspects malsains.

Bien que peu de recherches aient été effectuées pour déterminer si des changements dans le mode de vie pouvaient constituer un «traitement» efficace contre les brûlures d'estomac et le reflux acide pathologique, il est logique de tenir compte d'éléments essentiels qui peuvent avoir une incidence sur la façon dont le corps gère un problème de santé et fait en sorte de tirer le maximum des comportements bénéfiques. Pour améliorer votre santé, il est essentiel de passer en revue votre mode de vie et d'ajuster certains comportements ou pratiques. Il n'est cependant pas toujours aisé d'apporter des changements à notre mode de vie : si c'était facile, nous l'aurions tous fait depuis longtemps !

Point de départ : identifiez les facteurs qui jouent un rôle dans un mode de vie sain. Les principaux facteurs qu'il nous est possible de contrôler sont le stress, l'exercice et l'alimentation. Vivre en Amérique du Nord peut constituer un défi de taille. Le rythme de vie auquel nous nous sommes habitués peut nous rendre particulièrement vulnérable au stress.

L'activité physique régulière peut contribuer à réduire le stress, à améliorer le tonus musculaire et à gérer son poids. L'embonpoint qui dépasse les limites recommandées est en hausse dans les sociétés occidentales, un problème qui se présente aujourd'hui chez des candidats de plus en plus jeunes d'année en année. L'embonpoint est rapidement en voie de devenir l'un des principaux fléaux de la santé publique. L'exercice physique et une saine alimentation sont les deux principaux moyens d'atteindre et de maintenir un poids santé, et aussi de réduire les risques de souffrir de reflux acide pathologique.

Les éléments d'une vie saine

Quelle que soit la maladie qui doit être gérée, il importe de jeter un coup d'œil aux facteurs clés qui influencent votre santé :

- Le stress
- L'activité physique
- Les habitudes alimentaires
- L'interaction sociale

De petits changements dans le mode de vie pour soulager les symptômes

En plus de modifier votre mode de vie pour réduire le stress, augmenter votre activité physique et gérer votre poids, les petits changements suivants pourraient s'avérer salutaires dans la gestion de votre RGOP :

- soulever la tête du lit d'environ 15 cm (6 po) à l'aide de blocs, ou surélever le matelas ou les oreillers à l'aide d'une cale spéciale pour aider la gravité à contrôler le reflux acide ;
- éviter de s'allonger dans les trois heures qui suivent un repas ;
- cesser de fumer. Le tabac contribue à détendre le SOI, augmentant par le fait même le risque de problèmes associés au reflux acide ;

Saviez-vous que...
Le reflux acide pathologique est un trouble chronique qui récidivera de temps à autre ; en ce sens, cette maladie ne peut être guérie. Cependant, elle peut faire l'objet d'un traitement à long terme en combinant des médicaments — sous ordonnance et en vente libre —, des changements au mode de vie dont la diminution du stress, l'augmentation de l'activité physique et la gestion du poids.

- contrôler la consommation d'alcool qui, comme dans le cas du tabac, aide le SOI à se détendre ;
- porter des vêtements confortables, surtout autour de la région abdominale ;
- manger plus lentement. Il a été constaté que les repas avalés en vitesse augmentent les symptômes de reflux acide ;
- éviter les collations entre le repas du soir et le coucher ;
- essayer de se détendre lors des repas parce que le stress et l'anxiété peuvent aggraver les symptômes.

La gestion du stress

Lorsque nous parlons de stress, nous faisons souvent allusion au sentiment de tension ou de frustration qui se présente pendant la journée, en rapport avec des relations personnelles qui laissent à désirer ou des objectifs qui ne sont pas atteints. Par exemple, être pris dans un bouchon de circulation et risquer de rater une réunion importante peut entraîner un incroyable sentiment de frustration et de colère, accompagné d'anxiété et de la crainte des conséquences par rapport à nos obligations professionnelles. Nos obligations familiales peuvent également être une grande source de stress.

Bien qu'une certaine dose de stress dans nos vies soit normale, voire saine, le stress chronique peut mener à des maladies pouvant mettre en jeu la vie de la personne touchée. En temps normal, la régulation de la réaction de stress fait l'objet d'un contrôle rigoureux par le corps (il la déclenche lorsqu'elle est nécessaire et l'interrompt lorsqu'elle ne l'est plus). Les problèmes se présentent chez certaines personnes dont le corps devient incapable de réguler cette réaction au stress.

Saviez-vous que...

Des antidépresseurs à faible dose sont parfois utilisés pour traiter les symptômes gastrointestinaux associés au stress.

La réaction au stress

Pour assurer sa survie lorsqu'il se sent menacé, le corps humain a été conçu pour soit se défendre, soit prendre la fuite vers un endroit sécuritaire. Ces deux réactions, qui ont été fort utiles à nos ancêtres lorsqu'ils arrivaient face à face avec des animaux menaçants, le sont tout autant aujourd'hui pour quiconque fait l'objet d'une menace physique. Cette réaction au stress est connue sous le nom de «réaction de combat ou de fuite». Dans une situation menaçante, un signal est émis par le cerveau pour transporter des hormones de stress partout dans le corps afin de le préparer à réagir au danger imminent. Le pouls s'accélère et la respiration s'intensifie. La concentration mentale et la force musculaire augmentent, procurant ainsi de l'énergie et de la force physique.

La régulation des hormones de stress dépend de l'action de trois glandes du corps : l'hypothalamus, l'hypophyse et les glandes surrénales. Chaque glande produit des hormones associées à une réaction de stress. Lorsque nous parlons de réaction de stress à l'intérieur du corps, nous faisons référence à ces trois glandes et aux

LE CAS D'ÉLAINE

En plus des problèmes qu'elle vit à la maison, Élaine est en colère parce qu'elle croit qu'elle subit une surcharge de travail comparativement à ses collègues. Elle veut faire part de la situation à son patron, mais craint de jeter de l'huile sur le feu si elle lui en parle.

Élaine commence à se sentir épuisée. En réaction, elle se tourne vers ses aliments préférés : des noix et des croustilles salées qui, initialement, aident à camoufler sa colère. Ces gâteries aident son humeur un peu, mais peu de temps après les avoir mangées, elle ressent des brûlures d'estomac et du reflux acide. Frustrée, elle mange de la crème glacée qui a souvent eu un effet calmant sur ses brûlures d'estomac, alors qu'en réalité, la crème glacée envenime la situation. Elle a donc consommé environ mille calories qui nuisent à ses efforts de perte de poids. Il lui faut sans tarder ses antiacides et ses médicaments sous ordonnance pour régler ses symptômes de reflux ; ses brûlures d'estomac sont très douloureuses. Elle n'a plus suffisamment d'énergie pour préparer le souper pour sa famille. Elle ne peut même pas donner suite à sa résolution de faire de l'exercice, elle est trop épuisée.

Ce type de stress n'en est pas un de court terme. En toute probabilité, Élaine vit une réponse au stress chronique — surtout parce que nous savons qu'elle doit faire face à des problèmes à long terme liés à son obésité — ce qui indique que les hormones de stress non régulées font probablement partie intégrante de sa vie.

(suite à la page 73)

hormones qu'elles produisent. La description abrégée de la réaction de stress est
«l'axe HHS», HHS signifiant «hypothalamo-hypophyso-surrénalien».

Le stress chronique

Bien que nous ayons encore la capacité de réagir de cette façon aux menaces ou aux
irritants potentiels à l'intérieur de notre environnement, de nos jours, la menace est
davantage psychologique que physique, et fondée sur notre perception des facteurs
de stress. Les irritants quotidiens ainsi que les agents stressants, tels que l'anxiété
et l'inquiétude constantes face à nos relations ou notre rendement, peuvent stimuler
la sécrétion des hormones de stress sur une base continuelle. Par conséquent, notre
corps n'arrête jamais d'en produire ce qui peut favoriser le développement de plusieurs
affections chroniques comme l'obésité, les maladies cardiovasculaires, la dépression
et certains cancers, ainsi que bon nombre de maladies inflammatoires chroniques.

Des questions apaisantes

Dans un effort pour faire le point sur vos sources de stress, posez-vous les questions
suivantes. Il est possible que vos réponses allègent grandement votre degré de stress.

- Votre façon de voir vos agents de stress potentiels est-elle juste ou serait-il
  souhaitable de songer à faire une évaluation de votre perspective, voire la changer?
- Pourriez-vous apporter des changements à votre comportement afin d'alléger le
  degré de stress dans votre vie?
- Avez-vous songé à apprendre comment contrôler votre réaction aux facteurs de
  stress potentiels en mettant votre corps dans un état de relaxation?
- Avez-vous songé à l'activité physique comme moyen de réduire l'intensité de votre
  réaction au stress?

L'activité physique

L'activité physique peut être un moyen efficace de réduire le stress pour vous
permettre de dédramatiser les défis émotifs et de contrôler les symptômes de maladies
chroniques comme les brûlures d'estomac et le reflux acide pathologique.

Saviez-vous que...

*Les gens qui s'adonnent
régulièrement à l'activité
physique ont une espérance
de vie plus longue que ceux
qui sont inactifs.*

Saviez-vous que...

L' inactivité physique est un facteur de risque de développer une maladie chronique (maladie cardiovasculaire, AVC, obésité, cancer du côlon, diabète de type 2, hypertension), de faire une dépression, de l' ostéoporose et de mourir prématurément.

L'activité physique peut être définie comme n'importe quel mouvement résultant de contractions musculaires qui augmentent l'utilisation de l'énergie du corps. À l'intérieur du corps, l'énergie provenant des aliments et l'activité physique sont intimement liées. Les trois substances nutritives principales — les glucides, les protéines et les gras — aident tous aux mouvements physiques, alors que, parallèlement, l'activité physique régule l'utilisation de ces principaux carburants.

Les avantages de l'activité physique régulière

Voici la liste des principaux avantages de l'activité physique :

- Elle procure une sensation de bien-être.
- Elle améliore la forme physique.
- Elle fournit une façon de brûler des calories.
- Elle fournit une façon de contrôler son poids.

Q: Comment savoir si vous êtes en bonne forme physique?

R: Les gens qui sont en bonne forme physique ont des muscles forts, des articulations souples et un corps qui ne comporte pas d'accumulation de gras. Les personnes qui ont une bonne forme physique ont la capacité de prendre part à des activités physiques et d'avoir un surplus d'énergie.

Nous vivons cependant dans un monde qui favorise l'inactivité physique. Nous sommes entourés de dispositifs qui nécessitent un effort physique minimal. Pendant que la vie devient plus facile et moins exigeante d'un point de vue physique, notre niveau de forme diminue et les risques de contracter une série de maladies chroniques associées au mode de vie se multiplient, les brûlures d'estomac et le reflux acide étant les premiers exemples. Des recherches effectuées aux États-Unis et au Canada révèlent que plus de 60 % de la population n'est pas suffisamment active physiquement.

Saviez-vous que...

L' activité physique vigoureuse après un repas peut aggraver le reflux acide. Allez-y donc doucement après avoir mangé.

- Elle améliore le fonctionnement de l'ensemble du corps, la digestion, par exemple.
- Elle permet d'avoir des muscles et des os plus forts.
- Elle diminue le risque de maladies chroniques.
- Elle constitue un excellent antistress.

Les premières étapes d'une bonne forme physique

Les principales autorités en matière de santé suggèrent, entre autres, ces quelques changements simples mais efficaces à apporter à votre mode de vie :

- Marchez chaque fois que la situation le permet.
- Prenez l'escalier au lieu de l'ascenseur.
- Parcourez les courtes distances à pied au lieu de prendre votre voiture ou le système de transport en commun.
- Marchez de 10 à 15 minutes par jour.
- Servez-vous d'un podomètre pour mesurer votre progression quotidienne.
- Écourtez les longues périodes d'inactivité au travail ou à la maison.
- Lorsque vous pouvez faire une pause au travail, allez marcher à l'extérieur.
- Songez à faire de la bicyclette ou de la natation.
- Songez à vous inscrire à un cours de conditionnement physique.

Les programmes d'exercice

L'exercice peut être défini comme étant des mouvements corporels répétés qui favorisent la bonne forme physique. Un programme d'entraînement n'a pas besoin d'être très élaboré ni constituer un ajout complexe à vos occupations habituelles. Il est important de choisir des activités qui vous plaisent et de varier le type d'activité afin de permettre à votre corps de faire travailler vos différents groupes musculaires. La diversité est importante lorsqu'il s'agit de planifier un programme régulier d'activité physique.

Les différents types d'activité physique

Il est fortement recommandé d'inclure différentes activités physiques dans votre quotidien plusieurs fois par semaine. Veillez à alterner entre les trois groupes d'activités.

LE TYPE D'ACTIVITÉ

Activité	Durée	Exemple
Activités d'endurance	4 à 7 fois par semaine	Marche ininterrompue, bicyclette, natation
Activités d'assouplissement	4 à 7 fois par semaine	Extensions en douceur, flexions, étirements
Activités de développement de la force	2 à 4 fois par semaine	Musculation à l'aide de poids, redressements assis, pompes

ÉNERGIE DÉPENSÉE

Activité	Kilocalories brûlées à l'heure
Bicyclette, 10 km/heure	240
Jogging, 8 km/heure	740
Ski de fond	700
Natation	275-500
Marche, 3 km/heure	240
Marche, 5 km/heure	320

La gestion du poids

Les problèmes qui accompagnent l'embonpoint et l'obésité sont sur le point d'atteindre des proportions épidémiques dans les pays occidentaux, et touchent des gens de tous âges. L'incapacité de maintenir un poids santé est liée à des problèmes de santé majeurs dont, entre autres, le stress et la fatigue, la résistance à l'insuline, le diabète de type 2, les maladies cardiovasculaires, l'hypertension et l'arthrose. Une gestion inappropriée du poids a été identifiée comme faisant partie des problèmes importants des gens qui souffrent de brûlures d'estomac chroniques et de reflux acide. Certains résultats de recherche suggèrent qu'une perte de poids peut aider à alléger certains symptômes.

L'embonpoint et l'obésité représentent des problèmes difficiles à surmonter. Les tentatives de perte de poids durable sont souvent décevantes pour une multitude de raisons. Il ne suffit pas de faire preuve de volonté et de diminuer ses portions pour perdre du poids. Parfois, les gens mangent sans vraiment avoir faim. Le manque d'activité physique jumelé aux facteurs stressants de la vie peut souvent contrecarrer les tentatives de perte de poids ou de maintien d'un poids santé.

Saviez-vous que...

Certaines recherches ont démontré que, chez certaines personnes, les symptômes de reflux acide pathologique peuvent être diminués à la suite d'une perte de poids. Cependant, rien ne garantit que la perte de poids permettra de contrôler entièrement la maladie.

LE CAS D'ÉLAINE

La dernière fois qu'Élaine a vu son médecin, elle a laissé entendre qu'elle n'avait pas le temps d'incorporer un programme d'activité physique à son horaire. De toute façon, pensait-elle, ses enfants et leurs besoins la font bouger suffisamment.

Son médecin lui a expliqué que ce type d'activité physique est, en fait, une forme de stress qui, à la longue, la videra de son énergie au lieu de la revigorer, comme l'activité physique planifiée peut le faire. Il lui conseille d'accorder du temps à des activités planifiées afin de s'occuper d'elle-même un peu.

Le temps consacré à faire de l'activité physique n'a rien d'égoïste ; c'est l'occasion pour Élaine de veiller à ses besoins et de se ressourcer. Les femmes ont appris à prendre soin des autres avant de prendre soin d'elles-mêmes ce qui fait que, souvent, elles manquent de temps pour satisfaire leurs propres besoins. Dans le cas d'Élaine, l'activité physique peut l'aider à améliorer sa confiance en elle et ses troubles de l'humeur, gérer son stress et son poids — et contrôler son reflux acide pathologique.

Q: Comment définit-on un «poids santé»?

R: Pour identifier votre poids santé, vous devez tenir compte de plusieurs facteurs tels votre silhouette, votre âge et votre alimentation. Un poids santé est:

- un poids qui convient à votre physique ou votre taille;
- un poids qui est réaliste pour votre âge;
- un poids qui est acceptable compte tenu de la forme et de la taille corporelles dont vous avez hérité;
- un poids qui peut être atteint sans régimes amaigrissants constants, mais qui est basé sur de bonnes habitudes alimentaires et de l'activité physique régulière.

Évaluer l'embonpoint et l'obésité

Il existe plusieurs méthodes acceptées de mesure du poids santé et du poids excédentaire, incluant l'indice de masse corporelle et la mesure de l'obésité tronculaire.

L'indice de masse corporelle (IMC)

L'une des mesures de l'embonpoint ou de l'obésité d'une personne est connue sous le nom de l'indice de masse corporelle (IMC). L'IMC est un calcul approximatif du taux de gras corporel pour les gens sains. Il est calculé de la façon suivante:

$$\text{Poids (kg)}/\text{Taille (m}^2) = \text{IMC}$$
$$\text{ou}$$
$$\text{Poids (lb)} \times 703/\text{Taille (po}^2) = \text{IMC}$$

Q: L'IMC constitue-t-il la meilleure mesure du poids idéal?

R: Non. Pour certains, l'IMC ne reflétera pas leur poids santé parce qu'il fournit une approximation et non une mesure précise du gras corporel d'une personne en santé. L'IMC ne reflète pas le poids santé dans les cas suivants :

- Les femmes enceintes
- Les gens dont la masse musculaire est réduite comme les gens âgés
- Les athlètes dont la masse musculaire est importante
- Les personnes déshydratées

Prenons Élaine comme exemple : ses problèmes d'obésité croissants ont entraîné des problèmes de brûlures d'estomac et de reflux acide qui s'aggravent. Elle a pris environ 45,5 kg (100 lb) en huit ans. Elle mesure environ 1,60 m (5 pi 4 po). Elle pèse présentement 113,6 kg (250 lb). Son tour de taille est d'environ 125 cm (50 po).

Calcul de l'IMC :   Taille = 1,60 m   Poids = 113,6 kg

$$113,6/(1,60)2 = 113,6/2,56 \text{ IMC de } 44$$

Les gens qui ont accès à Internet peuvent trouver leur IMC très facilement en cherchant un site qui calcule votre IMC pour vous ; il vous suffit d'indiquer votre taille et votre poids.

Classification de l'embonpoint et de l'obésité

Pour déterminer si votre IMC est sain, la plupart des professionnels de la santé et l'Organisation mondiale de la Santé s'appuient sur les barèmes suivants :

Saviez-vous que...
L'embonpoint et l'obésité ont été identifiés comme des facteurs de risque du développement et de l'aggravation du reflux gastro-œsophagien. Des résultats de recherches ont démontré que le poids corporel a une incidence directe sur la fonction de la valve du SOI. En fait, selon certaines études, lorsque les régimes amaigrissants fonctionnent, les symptômes du RGOP diminuent.

Classification	IMC
Poids insuffisant	←···· 18,5
Normal	18,5 – 24,9
Embonpoint	25,0 – 29,9
Obésité, catégorie I	30,0 – 34,9
Obésité, catégorie II	35,0 – 39,9
Obésité, catégorie III	40

L'obésité tronculaire

La mesure de l'obésité tronculaire est particulièrement importante parce qu'elle donne une indication de comment et où le corps renferme le plus de tissus adipeux. Les mesures de l'obésité tronculaire, conjointement avec l'IMC, fournissent une idée plus claire du lien qui existe entre l'obésité et le risque de développer des maladies chroniques. On recommande d'évaluer la distribution du gras corporel et du gras abdominal en mesurant le tour de taille à l'aide d'un ruban à mesurer.

Des problèmes de santé liés à l'obésité tronculaire risquent de se développer lorsque le tour de taille est de :

- Supérieur à 88 cm (35 po) chez les femmes
- Supérieur à 102 cm (40 po) chez les hommes

Améliorer son alimentation

Si vous avez pris du poids, revenir à un poids normal et le maintenir n'est pas tâche facile. Vous devez gérer votre stress, augmenter votre activité physique et améliorer votre alimentation. En améliorant la qualité des aliments que vous consommez quotidiennement, vous pouvez réduire votre risque de développer des brûlures d'estomac chroniques et du reflux acide pathologique. Pour assurer le succès d'un plan de traitement de la maladie, il est essentiel d'éviter les aliments qui aggravent les symptômes de reflux acide et de choisir plutôt des aliments qui les préviennent. Une saine alimentation et des recommandations alimentaires font l'objet de notre prochain chapitre.

Classifications de l'Organisation mondiale de la Santé

- La classification «embonpoint» est déterminée par un IMC variant entre 25 et 29,9.
- La classification «obésité» est déterminée par un IMC de plus de 30.

section 3

Alimentation saine et régimes

Chapitre 8 Les rudiments de l'alimentation

LE CAS DE JEANNE

Jeanne est une infirmière de 36 ans qui travaille à l'hôpital local. Elle souffre de brûlures d'estomac depuis six ans qui nécessitent l'usage régulier de médicaments sous ordonnance. En plus de son emploi à temps plein, elle est mariée et mère de trois enfants. Elle ne prend pas le temps de bien planifier ses repas ; elle en saute souvent et les remplace par des biscuits, des croustilles ou des tablettes de chocolat. Lorsqu'elle a la chance de s'asseoir pour manger, Jeanne a tendance à faire des choix faciles, comme un hamburger avec des frites et une boisson gazeuse. Ses brûlures d'estomac ont augmenté au cours des neuf derniers mois en dépit de ses médicaments sous ordonnance ; son poids est aussi en hausse. Il est maintenant temps pour Jeanne d'évaluer son alimentation et son mode de vie.

Saviez-vous que...

Lorsqu'il s'agit d'évaluer le rôle de l'alimentation dans la gestion des brûlures d'estomac chroniques et du reflux acide pathologique, il faut comprendre le rôle des macronutriments et des micronutriments au cœur d'une saine alimentation, et celui des propriétés acides des aliments qui, souvent, viennent aggraver les symptômes de reflux.

Pour assurer son fonctionnement, le corps a besoin d'un apport régulier d'énergie (calories). Les aliments que nous consommons nous fournissent cette énergie qui provient des trois principaux éléments nutritifs, ou macronutriments : les glucides, les protéines et les gras. Les aliments renferment tous différentes quantités de macronutriments, et chaque macronutriment contribue à la somme totale des calories d'un aliment. Les aliments contiennent aussi des micronutriments, principalement des minéraux et des vitamines, qui sont essentiels aux principales réactions métaboliques impliquant les glucides, les protéines et les gras de se produire à l'intérieur du corps.

Une alimentation saine renferme une quantité équilibrée de macronutriments et de micronutriments. Bien manger peut aider à la perte et à la gestion du poids, et aussi à contrôler et même prévenir le reflux acide pathologique. Or, alors que certaines des propriétés des aliments aident à la guérison du reflux acide pathologique, d'autres peuvent contribuer à empirer les symptômes, selon le type d'aliment consommé et la quantité. Il n'en tient qu'à vous de tenter de contrôler les irritants alimentaires et de modifier votre alimentation pour conserver un poids santé. Si vous souhaitez essayer

Q: Quel devrait être mon apport calorique quotidien?

R: Les besoins énergétiques du corps relèvent de plusieurs facteurs : votre taille, votre poids et votre âge, mais aussi de votre poids actuel comparativement à un poids santé ou idéal, et aussi de l'énergie nécessaire à l'accomplissement de vos activités quotidiennes et à votre programme quotidien d'activité physique. L'énergie que contiennent les aliments est calculée en fonction de «calories», habituellement exprimée en kilocalories (kcal). L'apport calorique diffère d'une personne à l'autre.

Afin de déterminer vos besoins en matière de calories, jetez un coup d'œil aux guides élaborés par les diférents organismes de santé nationaux. Ces ouvrages vous aideront à planifier vos repas en utilisant une variété d'aliments qui vous fourniront l'énergie, ainsi que les vitamines et les minéraux qu'il vous faut. Certaines associations de diététistes/diététiciens disposent de données relatives à une saine alimentation et d'une évaluation de la façon de maximiser votre santé nutritionnelle. Consultez la section «Ressources» à la fin de cet ouvrage. Vous pouvez aussi en parler à votre médecin ou à un diététiste/diététicien autorisé.

Saviez-vous que...
Manger sainement signifie consommer une quantité équilibrée de différents glucides (provenant de grains entiers/complets riches en fibres, de légumes et de fruits), d' acides gras essentiels de source naturelle, de protéines animales et végétales et une quantité suffisante de matières grasses afin de répondre aux besoins du corps.

cette approche, il est important d'apprendre à reconnaître les aliments qui déclenchent des brûlures d'estomac dans votre cas et de tenter de les éviter en choisissant plutôt des aliments qui les préviennent.

Les macronutriments

Les macronutriments comprennent les glucides (incluant les fibres), les protéines et les gras. On les trouve en différentes quantités dans différents aliments.

Les glucides

Les glucides sont la source principale d'énergie pour le corps et le principal carburant du cerveau et du système nerveux. Lorsque vous entendez le mot «glucides», pensez à des produits à base de plantes riches en fibres, en amidons et en sucres simples. Les glucides se divisent en deux groupes principaux d'hydrates de carbone : les simples et les complexes. Les fibres se divisent aussi en deux groupes : les insolubles et les solubles ; chaque groupe joue un rôle différent à l'intérieur du corps.

Les types de glucides

Les glucides simples
- Fruits
- Miel
- Sucres raffinés
- Bonbons

Les glucides complexes
- Sources d'amidon (légumineuses, lentilles, grains, céréales)
- Sources de fibres (son de blé, son d'avoine, avoine, orge, graines)

Les différents types de fibres

Les fibres insolubles facilitent le transit intestinal et préviennent ainsi la constipation. Les fibres insolubles ne sont pas décomposées par les enzymes de digestion lorsqu'elles se déplacent dans l'intestin. Les bactéries à l'intérieur du gros intestin font fermenter les fibres et procurent au corps des acides gras à chaîne courte.

Les fibres solubles proviennent de sources de glucides collantes, comme le gruau, le son d'avoine, l'orge, les bananes et la compote de pommes. Elle se dissoudent à l'eau et forment une gelée. Les fibres solubles sont facilement absorbées par l'intestin grêle. Leur rôle principal est d'éliminer le cholestérol du corps par l'excrétion des acides biliaires dans les selles.

La digestion des glucides

Les enzymes digestives que contient la salive démarrent le processus de décomposition des amidons alimentaires. Lorsque les glucides entrent dans l'estomac, l'environnement acide interrompt le processus de digestion des amidons. Ensuite, pendant que l'estomac se vide des amidons, ce sont les enzymes du pancréas qui prennent la relève de la digestion dans l'intestin grêle. Or, les fibres et certains amidons complexes résistants sont digérés dans une section inférieure du gros intestin (côlon), où les bactéries qui s'y trouvent agissent sur eux pour en retirer une certaine quantité d'énergie, mais où beaucoup de fermentation se produit, donnant lieu à la formation de gaz intestinaux.

La digestion et la vitesse à laquelle les glucides sont absorbés sont influencées par le type de fibres dont ils sont composées. Les fibres solubles et insolubles ne se déplacent pas dans le tube digestif à la même vitesse et agissent différemment. Il est

Saviez-vous que...

Certaines études ont révélé que les fibres alimentaires, parce qu'elles contribuent au déplacement des déchets à travers le système digestif, sont une composante importante d'une saine alimentation des gens qui souffrent de reflux acide pathologique. En consommer aide à diminuer les ballonnements et l'inconfort abdominal, ressentis après un repas, résultant d'une motilité réduite du transit intestinal. Les fibres alimentaires peuvent aider dans de tels cas, surtout lorsqu'un mélange de fibres insolubles et solubles est consommé.

Q: Les glucides jouent-ils un rôle important dans le reflux acide pathologique?

R: Certains chercheurs estiment que l'un des problèmes des habitudes alimentaires des sociétés occidentales est causé par une consommation excessive de glucides à sucre simple, et d'une consommation insuffisante de glucides complexes non raffinés. La consommation de glucides hautement raffinés peut être associée au développement plus fréquent de plusieurs maladies du système digestif, incluant le reflux acide pathologique. Les aliments riches en amidon ne sont pas facilement digérés par l'estomac et tardent à passer dans l'intestin grêle. Ce délai à quitter l'estomac peut contribuer à la sensation de ballonnement et d'inconfort général. Les féculents (amidons) et les sucres qui sont mal digérés dans le tube gastrointestinal ont tendance à fermenter à l'intérieur du gros intestin, entraînant une «rétroaction» vers la valve du SOI et multipliant les problèmes de reflux acide.

essentiel de boire de l'eau lorsqu'on consomme des fibres : elle permet d'augmenter le volume du contenu en fibres des intestins pour en faciliter le déplacement à travers le système. Il en résulte une meilleure régularité de la fonction intestinale et du mouvement des selles, évitant ainsi les problèmes de constipation.

Des recommandations en matière de fibres alimentaires

Les fibres que renferment les glucides sont importantes pour réguler le déplacement des déchets à travers le système digestif. Les bactéries naturelles qui se trouvent dans le côlon ont un effet de fermentation sur les fibres et créent une source d'énergie appelée «acides gras à chaîne courte» dont le corps se sert. De plus, on a découvert que les fibres solubles des aliments contribuent à diminuer le taux de cholestérol en l'associant aux acides biliaires.

Il est indispensable de boire une quantité suffisante d'eau pour permettre aux

Apport alimentaire recommandé

Les différentes instances en matière de santé publique recommandent l'apport quotidien en fibres suivant pour les personnes entre 19 et 50 ans :

- Pour les femmes : environ 25 g par jour ;
- Pour les hommes : environ 38 g par jour.

produits fibreux d'entrer en action. La consommation de 8 à 10 verres d'eau par jour est recommandée pour maintenir l'équilibre en liquide du corps et permettre aux fibres de jouer leur rôle.

Si vous décidez d'augmenter votre apport en fibres, il est important d'augmenter ces quantités graduellement afin que le système digestif puisse s'adapter au volume de glucides non digestibles fournis par les fibres. Les glucides non digestibles ont tendance à fermenter dans le gros intestin, ce qui, à court terme, peut créer une situation agaçante et inconfortable pour ceux qui souffrent de crampes et de flatulences. L'augmentation graduelle de l'apport en fibres permettra à l'intestin de s'adapter progressivement.

Un journal des fibres

La consommation de fibres alimentaires selon l'apport quotidien recommandé favorise un bon état de santé et réduit les symptômes du reflux acide pathologique. Afin de vous aider à consommer la quantité de fibres qu'il vous faut chaque jour, servez-vous du tableau ci-dessous. Cochez (√) chaque source de fibres alimentaires que vous consommez. Avez-vous réussi à inclure des fibres alimentaires dans chacun de vos repas et collations? Sinon, quels changements pourriez-vous apporter à vos habitudes alimentaires afin qu'elles fassent mieux partie de votre alimentation?

Les protéines

Les protéines sont un élément nutritif qui se trouve dans tous les tissus de l'organisme. Les principales sources de protéines sont les viandes, les œufs, les légumineuses, les lentilles, les noix et les graines, ainsi que les produits laitiers. Contrairement aux glucides et aux lipides, les protéines ne constituent pas une source principale d'énergie : elles jouent plutôt un rôle dans la formation et la réparation des tissus, procurant une structure à l'intérieur de corps et régulant les réactions chimiques et l'équilibre entre les liquides. De plus, les protéines sont intimement liées à la fonction du système immunitaire.

GROUPES ALIMENTAIRES

Repas	Grains, céréales, riz, pâtes	Lait, produits laitiers	Fruits	Légumes	Viandes, substituts, légumineuses, haricots, noix
Matin					
Collation du matin					
Midi					
Collation de l'après-midi					
Soir					
Collation du soir					

Q: Les protéines ont-elles une incidence sur le reflux acide pathologique?

R: Les protéines ont probablement un effet sur le reflux acide. Si elles sont digérées lentement, la vidange de l'estomac est ralentie et une plus grande quantité d'acide est sécrétée. Les protéines, les peptides et les peptones stimulent la sécrétion de l'acide gastrique.

La digestion des protéines

Il est essentiel de consommer une quantité adéquate de protéines pour maintenir une bonne santé. La première étape de la digestion des protéines se fait dans l'estomac où les acides chlorhydriques décomposent les sources alimentaires de ce nutriment avant qu'elles ne passent dans l'intestin grêle où des enzymes pancréatiques spécialisées poursuivront la digestion.

Les matières grasses

Les gras alimentaires (lipides) sont énergétiques et renferment plus de kilocalories sous un plus petit volume que les glucides et les protéines. Les gras sont tout aussi importants au maintien d'une bonne santé que les deux autres macronutriments. Ils sont aussi une source importante d'acides gras essentiels, et agissent comme porteurs de vitamines liposolubles essentielles.

Les matières grasses appartiennent à la famille des lipides, soit les triglycérides, les phospholipides et les stérols, qui ont tous un rôle unique et important à jouer à l'intérieur du corps. Les triglycérides ont la capacité d'être entreposés de façon compacte dans les cellules des tissus adipeux, devenant une source d'énergie facile d'accès pour le corps. L'accumulation de gras dans les tissus adipeux influence aussi la sécrétion d'hormones importantes, ainsi que la production d'enzymes qui exercent un contrôle sur l'appétit et influencent la façon dont le corps utilise l'énergie. Les phospholipides sont importants pour le maintien des membranes cellulaires du corps, tandis que les stérols sont essentiels à la survie du corps.

Q: Le gras est-il un facteur déterminant du reflux acide pathologique?

R: La plupart des gens qui ont des symptômes importants de reflux acide affirment que les aliments lourds et gras les aggravent. Les repas riches en gras peuvent demeurer dans l'estomac pendant des heures, laissant une sensation de satiété et nuisant possiblement au fonctionnement de la valve du sphincter de l'œsophage inférieur. L'estomac qui se vide plus lentement peut être un facteur du ralentissement de la motilité. Les problèmes associés à une vidange inadéquate de l'estomac peuvent contribuer à nuire à la relaxation du SOI, ce qui permet au reflux acide de continuer.

Il existe un phénomène reconnu appelé «ischémie iléale» qui explique les nombreux symptômes dont plusieurs personnes se plaignent. Lorsque des aliments non digérés passent de l'estomac à l'intestin grêle, un mécanisme de rétroaction se produit selon lequel un signal est émis pour ralentir la vidange de l'estomac et ralentir le déplacement des aliments par l'intestin grêle pour faciliter la digestion. Au même moment, l'estomac se met à ralentir le processus de vidange dans l'intestin grêle. Il en résulte une augmentation du refoulement de l'acide dans l'œsophage.

Saviez-vous que...

Les médias populaires condamnent souvent les gras alimentaires. Or, tous les gras ne sont pas néfastes. Comme en toute chose, il importe de viser une alimentation équilibrée plutôt que de diviser les aliments en deux catégories: les bons et les mauvais. Une alimentation «faible en gras» n'est pas la même chose qu'une alimentation «sans gras».

La digestion des gras

Les gras se déplacent assez lentement dans le tube digestif. La digestion des gras commence dans l'intestin grêle et non dans l'estomac. Les gras non absorbés, résultant d'une consommation trop importante ou de troubles digestifs, peuvent entraîner des selles molles (stéatorrhée), marquées par un besoin urgent et fréquent d'éliminer.

L'équilibre en macronutriments d'un repas aura une incidence significative sur le déplacement du gras dans le tube digestif. La vidange de l'estomac après un repas peut se produire en 2 à 6 heures. Le gras a tendance à être le dernier macronutriment

Saviez-vous que...

En consommant une quantité équilibrée de macronutriments et en variant les aliments, vous augmentez vos chances de consommer les micronutriments essentiels que votre corps ne peut produire par lui-même.

à quitter l'estomac. Donc, si la teneur en gras du repas est élevée, le déplacement des aliments se fera plus lentement que si la teneur en gras est faible, mais élevée en glucides.

Des recommandations en matière de gras

L'apport quotidien recommandé de matières grasses est exprimé en pourcentage de l'apport énergétique ou calorique total. Les plus récentes recommandations des différents organismes de santé sont les suivantes :

- entre 1 et 3 ans : 30 à 40 % de l'apport énergétique total ;
- entre 4 et 18 ans : 25 à 30 % de l'apport énergétique total ;
- à partir de l'âge de 19 ans : 20 à 35 % de l'apport énergétique total.

Pour les adultes de 19 ans et plus, l'apport quotidien total en matières grasses devrait se situer entre 20 et 35 %. Donc, si l'apport énergétique total est de 2000 kilocalories, l'apport quotidien total en matières grasses devrait se situer entre 44 et 78 g. Si l'apport énergétique total est de 1500 kilocalories, l'apport recommandé en matières grasses devrait se situer entre 33 et 58 g par jour.

Les micronutriments

Les micronutriments sont essentiels au fonctionnement normal du corps. Ils ne sont pas produits par le corps, mais se trouvent dans les aliments qui composent une saine alimentation. Les minéraux et les vitamines sont les principaux micronutriments que contiennent nos aliments. Bon nombre de minéraux jouent un rôle important dans le maintien de nos structures corporelles, comme nos os et nos tissus, et permettent une foule de réactions métaboliques dans le corps. Les vitamines sont importantes pour la digestion, l'absorption et la métabolisation d'autres nutriments. La plupart des réactions chimiques impliquant les macronutriments nécessitent des minéraux ou des vitamines pour faciliter l'activité métabolique du corps, qui n'est pas constante, mais réagit plutôt aux facteurs auxquels elle est exposée.

Les portions et la fréquence des repas

Les portions et la fréquence des repas semblent avoir une incidence sur les symptômes de reflux acide pathologique. Les repas plus légers et plus fréquents, et bien équilibrés en macronutriments, sont mieux tolérés que les repas plus copieux qui ont tendance à être vidés plus lentement de l'estomac.

Après un repas copieux, l'estomac se remplit d'aliments qui passent très lentement dans l'intestin grêle. Un estomac plein pendant plusieurs heures peut contribuer à exercer une pression sur le sphincter œsophagien inférieur et à l'affaiblir. Il peut en découler davantage de problèmes de refoulement d'acide de l'estomac à l'œsophage, donc du reflux acide et des brûlures d'estomac.

Des recommandations pour une saine alimentation

Les organismes de santé publique de la plupart des pays publient des guides alimentaires élaborés par des experts de la nutrition. Utilisez-les pour planifier vos repas ou si un membre de votre famille souffre de reflux acide pathologique. Une saine alimentation comporte des bienfaits qui dépassent largement la gestion des symptômes de brûlures d'estomac chroniques et de reflux acide.

Les groupes alimentaires

L'importance de consommer une variété d'aliments de chacun des groupes alimentaires est largement prônée par les organismes de santé publique comme moyen d'améliorer la santé. Utilisez leurs recommandations pour vous assurer que vos repas sont équilibrés et renferment les macronutriments de chacun des groupes alimentaires.

On divise généralement les macronutriments en groupes, selon leur similitude nutritionnelle par portion. Par exemple, les viandes et leurs substituts sont les sources principales de protéines et de gras ; le pain et les céréales sont les sources principales de glucides et de protéines ; et les produits laitiers contiennent à la fois des glucides, des protéines et souvent du gras.

Saviez-vous que...
Les épisodes de reflux sont particulièrement fréquents après les repas. Un estomac plein peut provoquer des symptômes de reflux acide.

Saviez-vous que...
À partir des connaissances qu'ils accumulent dans le cours de leurs recherches, les scientifiques de la nutrition élaborent des recommandations pour une saine alimentation en tenant compte du rôle et de la fonction de chacun des macronutriments et micronutriments. Ces recommandations prennent ensuite la forme d'un message destiné aux producteurs d'aliments et aussi d'un message d'intérêt public à l'intention de la population en général.

L'apport quotidien recommandé de macronutriments

Les glucides

Les glucides devraient être consommés en quantité moyenne, pour un apport se situant entre 25 et 35 g de fibres par jour. Les sources principales de fibres sont les pains de grains complets et les céréales, les légumes, les fruits, les noix et les graines.

Les protéines

L'apport quotidien en protéines devrait être d'environ 1 g pour chaque kilogramme (2,2 lb) du poids corporel. Les sources principales de protéines sont les viandes, la volaille, le poisson, les œufs et les produits laitiers. Plusieurs guides alimentaires fournissent de l'information sur la façon d'inclure des quantités suffisantes de protéines chaque jour à partir d'une variété d'aliments tirés de chaque groupe.

Les matières grasses

L'apport quotidien en matières grasses devrait être modéré, en veillant à contrôler l'utilisation et à limiter les portions de matières grasses animales, et leur préférer les matières grasses monoinsaturées et polyinsaturées.

Les gras trans contenus dans les produits commerciaux, comme les produits de boulangerie, certains produits à base de beurre d'arachide et les grignotines, ne devraient être consommés qu'à l'occasion. Assurez-vous de lire les étiquettes de produits pour identifier ceux qui contiennent des gras trans.

L'apport en acides gras oméga-3 dans l'alimentation est important. Les sources principales d'oméga-3 sont l'huile de saumon, le saumon fumé, le hareng, les crevettes, la truite, le flétan, le thon, le crabe, l'huile de canola, les graines de lin moulues et les noix de Grenoble.

Des recommandations pour favoriser une bonne santé

- Consommez quotidiennement une variété d'aliments de chacun des groupes alimentaires en veillant à rester à l'intérieur des limites énergétiques (apport calorique) suggérées.

- Insistez sur les céréales et les pains de grains complets, et les produits céréaliers dans votre menu quotidien.
- Consommez de 25 à 38 g de fibres alimentaires chaque jour.
- Mangez une quantité suffisante de fruits et de légumes chaque jour.
- Préférez les viandes maigres, le lait et les produits laitiers faibles en matières grasses.
- Optez pour les bonnes matières grasses et limitez la consommation de gras saturés de source animale et les huiles tropicales.
- Limitez votre consommation de sel, d'alcool et de caféine.
- Faites des choix alimentaires qui vous permettront de maintenir un poids santé.

LES PORTIONS QUOTIDIENNES RECOMMANDÉES

Les différents organismes de santé publique suggèrent les moyennes suivantes :

Groupes alimentaires (1800 kcal par jour)	Portions par jour	Quantité quotidienne
Produits céréaliers (pains, céréales, riz, pâtes)	7-8	175 à 200 g (6 à 7 oz)
Légumes et fruits	8-10	1 à 1,5 litre (4 à 5 tasses)
Produits laitiers (lait, yogourt, fromage)	7-8	750 ml à 1 litre (3 à 4 tasses)
Viandes et substituts (viande, volaille, poisson, œufs, haricots secs, noix)	1-2	150 à 175 g (5 à 6 oz)
Autres aliments (matières grasses/huiles, sucreries)	avec modération	5 à 6 c. à café (à thé)

Des recommandations alimentaires pour le reflux acide

Pour aider à planifier le régime alimentaire des personnes souffrant de reflux acide pathologique, les recommandations suivantes peuvent servir de base de planification des repas. Or, la gestion alimentaire variera selon l'individu étant donné que la maladie ne se manifeste pas exactement de la même façon chez tous, et chacun ne tolère pas les aliments de la même façon.

Pour toutes les personnes souffrant de reflux acide :

- Choisissez une alimentation faible en gras pour éviter la relaxation du muscle du sphincter œsophagien inférieur et le refoulement de l'acide de l'estomac.
- Évitez les aliments qui détendent le muscle du SOI :
  - Aliments riches en gras, les fritures
  - Ail, oignons, radis, piments
  - Chocolat
  - Menthe, menthe poivrée
  - Alcool
  - Café, thé, cola et autres produits à base de caféine
  - Boissons gazeuses
- Évitez les aliments qui peuvent irriter les parois de l'œsophage :
  - Agrumes et jus d'agrumes, comme le citron, la lime, les oranges et les pamplemousses
  - Produits à la tomate, comme le ketchup, la sauce chili, les sauces à spaghetti et à pizza
  - Produits à base de vinaigre, comme la moutarde, les vinaigrettes
  - Aliments épicés
- Consommez des repas plus légers, si nécessaire, plus souvent pendant la journée.
- Essayez d'inclure des protéines à chaque repas et à chaque collation.
- Essayez de vous détendre au moment du repas : le stress et l'anxiété peuvent empirer les symptômes.
- Ne mangez pas dans les 3 heures précédant le coucher.
- Ne vous allongez pas après avoir mangé pour éviter de déclencher des symptômes de reflux acide pouvant mener à des lésions de l'œsophage.

Q: Comment calculer le nombre de portions de chaque groupe alimentaire à consommer chaque jour?

R: Les recommandations varient selon les besoins de différentes personnes en fonction de l'âge et des étapes de la vie. En voici deux exemples :

Thomas est un adolescent actif qui grandit normalement. Le nombre de portions recommandé chaque jour pour chaque groupe alimentaire devrait être maximal, pour une consommation totale d'environ 3200 calories.

Groupes alimentaires Pour 3200 kcal	Portions par jour	Quantité quotidienne
Produits céréaliers	10-12	300 à 350 g (10 à 12 oz)
Fruits et légumes	10-14	1,25 à 1,75 litre (5 à 7 tasses)
Produits laitiers	6-8	750 ml à 1 litre (3 à 4 tasses)
Viandes et substituts	1-2	200 à 250 g (7 à 8 oz)
Autres aliments (matières grasses/huiles, sucreries)	avec modération	60 à 75 ml (4 à 5 c. à soupe)

Thérèse est une mère de famille de 55 ans. Elle s'occupe de la maison et a un emploi à temps plein stressant. Elle est souvent trop fatiguée pour faire de l'exercice régulièrement. Les portions quotidiennes dans son cas devraient se situer dans la moyenne des portions suggérées, pour une consommation totale d'environ 1600 calories. Lorsque Thérèse aura augmenté son activité physique, ses portions quotidiennes pourront alors être augmentées.

Groupes alimentaires Pour 1600 kcal	Portions par jour	Quantité quotidienne
Produits céréaliers	6	150 g (5 oz)
Fruits, légumes	6-7	750 ml à 1 litre (3 à 4 tasses)
Produits laitiers	6	750 ml (3 tasses)
Viandes et substituts	1-2	150 g (5 oz)
Autres aliments (matières grasses/huiles, sucreries)	avec modération	4-5 c. à café (à thé)

Saviez-vous que...

Les agents prokinétiques sont particulièrement efficaces pour traiter les problèmes de motilité. Deux agents ont été approuvés pour le traitement de la motilité du tube gastro-intestinal supérieur : la métoclopramide HCI et la dompéridone maléate. La dompéridone est efficace et bien tolérée par les gens qui souffrent de reflux acide pathologique.

Pour ceux qui ont un problème de poids :

Une alimentation basée sur le nombre de calories pourrait être bénéfique pour éviter la pression sur l'estomac qui accentue les symptômes de reflux acide.

Trois repas copieux consommés pendant la journée pourraient contribuer à exercer une pression supplémentaire à l'intérieur de l'estomac. Il est donc préférable de plutôt manger six repas légers par jour pour diminuer la pression sur l'estomac.

Chapitre 9 # Les aliments nuisibles, les aliments curatifs

LE CAS DE JOHANNE

Johanne est une jeune femme de 29 ans, adjointe en relations publiques d'une grande entreprise. Au cours de la dernière année, des symptômes de plus en plus fréquents de brûlures d'estomac se sont manifestés au point de nuire à sa qualité de vie. Son petit déjeuner habituel est composé d'un verre de jus d'orange frais, de rôties avec beurre d'arachide, et d'une grande tasse de café corsé. Un plat de pâtes nappées de sauce tomate et de fromage, accompagnées d'un verre de vin, est son repas préféré. Johanne a de la difficulté à croire que ses aliments préférés ont commencé à lui causer des brûlures d'estomac, au point de nécessiter des médicaments et de nuire à sa productivité au travail et à son style de vie.

Saviez-vous que...
Une «saine alimentation» peut quand même empirer vos symptômes et ne pas être saine pour vous! Consultez votre médecin si un régime alimentaire donné ne vous convient pas.

Tous les aliments, quelle que soit leur valeur nutritive, ne sont pas nécessairement indiqués si vous souffrez de brûlures d'estomac chroniques et de reflux acide. Certains aliments peuvent réduire le tonus musculaire du sphincter de l'œsophage inférieur, tandis que d'autres peuvent irriter les tissus de l'œsophage; ces aliments sont donc mal tolérés. D'autres aliments, cependant, sont bien tolérés et certains peuvent même avoir un effet calmant, voire curatif.

Les aliments suivants entraînent de la douleur chez la plupart des gens. Or, chaque personne réagit différemment aux aliments nuisibles et à ceux qui sont bien tolérés. Utilisez cette information générale pour contrôler la douleur des brûlures d'estomac et du reflux acide. La gravité des symptômes de reflux gastro-œsophagien, l'érosion des tissus de l'œsophage, et la vitesse avec laquelle les différents aliments quittent l'estomac et se déplacent dans le système digestif sont tous des facteurs pouvant expliquer comment les gens réagissent différemment aux divers aliments.

Au fur et à mesure que les symptômes de reflux acide diminuent, les aliments qui étaient mal tolérés à l'origine peuvent devenir moins problématiques pour certaines personnes. Vous constaterez que vous avez plus de latitude avec certains aliments à un moment donné.

Les aliments qui entraînent de la douleur

Les aliments et les boissons acides, ainsi que les aliments riches en matières grasses, ne sont pas bien tolérés par les gens qui souffrent de reflux acide pathologique.

- Jus et produits d'agrumes
- Produits à base de tomates
- Les aliments très gras
- La caféine (aliments et boissons)
- Le vin (les vins blancs sont parfois plus acides que les vins rouges)
- Les spiritueux
- Les produits à base de vinaigre
- La menthe (sous toutes ses formes)
- Le chocolat
- Les oignons et l'ail

Les réactions alimentaires indésirables

Certains aliments sont associés au déclenchement de certains des symptômes de reflux acide pathologique. Certains sont aussi intimement liés aux relaxations transitoires du muscle du sphincter de l'œsophage inférieur.

Il est utile d'avoir une connaissance générale du fonctionnement du système digestif par rapport aux aliments lorsqu'il s'agit d'identifier le lien qui existe entre les symptômes de reflux acide et certains aliments.

La consommation de ces aliments peut entraîner plusieurs réactions physiques qui s'ajoutent aux symptômes de reflux acide pathologique :

- Des symptômes semblables au reflux. Les fruits et les boissons d'agrumes, les boissons gazéifiées, les aliments épicés et l'alcool irritent l'œsophage. Les symptômes se manifestent pendant la déglutition ou après avoir mangé parce que

Saviez-vous que...

Tenir un journal alimentaire peut aider à identifier les aliments difficiles à tolérer pendant la prise de médicaments contre le reflux acide et lorsqu' il y a interruption de la prise de médicaments.

les matières qui refoulent agissent comme un irritant. Ces aliments n'augmentent pas nécessairement le reflux acide.

- Du reflux affectant le muscle du SOI. La consommation de chocolat et de menthe peut entraîner une réaction semblable.
- Du reflux en stimulant la sécrétion d'acide et de pepsine.
- Du reflux en ralentissant la vidange de l'estomac. Ceci se produit le plus fréquemment lorsque ces aliments sont consommés juste avant d'aller au lit ou avant de faire une sieste, ce qui entraîne les réactions transitoires du sphincter de l'œsophage inférieur. Il en résulte des problèmes d'inconfort et de ballonnement dans la région abdominale.
- Du reflux en bloquant l'action de refoulement de la vidange de l'estomac. Parce que les aliments riches en matières grasses se digèrent plus lentement, il se peut qu'il s'en trouve encore dans l'estomac du repas précédent.
- Une prise de poids. Ces aliments peuvent mener à une prise de poids, exerçant une forte pression sur la barrière antireflux et augmentant le risque d'une hernie hiatale.
- Une augmentation de la sécrétion d'acide dans l'estomac. Les aliments hypercaloriques vont augmenter le risque de reflux acide, surtout après un repas.

Les aliments tolérés

Certains des aliments indésirables peuvent parfois être bien tolérés :

- Les oignons doux
- Le thé régulier — en dépit de la teneur en caféine, le thé est souvent bien toléré
- Certains alcools, comme les spiritueux
- Les boissons décaféinées

Les aliments «confortables»

- Les produits laitiers faibles en gras : lait, yogourt, fromage
- Les viandes et substituts : viandes, volaille et poissons qui ne sont pas cuits dans du beurre ou frits ; les légumineuses et les lentilles digestibles
- La plupart des fruits, surtout en conserve

GUIDE DE TOLÉRANCE DES ALIMENTS

Groupe alimentaire	Habituellement tolérés	Mal tolérés
Produits céréaliers	Pains, céréales, grains faibles en gras ; craquelins secs ; muffins faibles en gras ; riz, pâtes	Produits riches en gras, comme les croissants, les biscuits pour le thé, les pâtisseries, les tartes, les beignets, les brioches ; les pâtes nappées de sauces riches et crémeuses
Lait et produits laitiers	Le lait écrémé et les yogourts, smoothies, fromages, fromage cottage (blanc) et crème sûre (aigre), tous faibles en gras	Crème riche en matières grasses, fromage à la crème, lait entier, laits frappés
Viandes et substituts	Viandes maigres, volaille, poissons, œufs, fromages faibles en gras ; légumineuses et tous les types de pois, de lentilles et de haricots ; produits de soja, tofu	Viandes, volaille, œufs, saucisses et bacon poêlés
Légumes	Légumes frais, surgelés ou en conserve, cuits à la vapeur ou bouillis ; pois, carottes, haricots verts, champignons, courges, courgettes, aubergines, épinards, laitues ; soupes de légumes	Légumes frits, tomates, produits à la tomate, oignons, jus de légumes ; les légumes gazeux peuvent causer des problèmes temporaires : chou, brocoli, chou-fleur, choux de Bruxelles, rutabaga ; les soupes à la tomate et à base de crème ; frites, croustilles
Fruits	Frais, surgelés ou en conserve ; jus non acides, comme les jus de mangue, de pêche, de poire ou de petits fruits	Jus d'agrumes, orange, citron, pamplemousse, certains jus de pomme
Desserts	À base de fruits tolérés, gélatines, glaces aux fruits, sorbets, poudings faibles en gras, crèmes anglaises ; gâteaux faibles en gras, comme le gâteau des anges (de blancs d'œufs) ; biscuits faibles en gras	Desserts au chocolat, poudings au lait entier, crème glacée ; gâteaux riches et biscuits riches en matières grasses
Sucreries	Sucre, miel, sirop d'érable, bonbons durs	Chocolat
Collations	Craquelins faibles en gras ; bretzels si tolérés	Noix, croustilles

GUIDE DE TOLÉRANCE DES ALIMENTS (suite)

Groupe alimentaire	Habituellement tolérés	Mal tolérés
Matières grasses et huiles	Vinaigrettes et mayonnaise faibles en gras ; petites quantités de beurre ou de margarine ; huiles végétales	Sauces au jus de viande, graisse de rôti, bacon, grande quantité de beurre, de margarine, d'huile
Boissons	Tisanes à base de fruits	Boissons gazéifiées, café, thé à la menthe, la plupart des boissons alcoolisées
Divers	Sel, poivre, fines herbes si tolérées : sauge, basilic, origan, estragon, romarin, etc.	Chili, épices fortes, piments jalapenos, produits vinaigrés, moutardes

Adaptation permise du *Manual of Clinical Dietetics*, de la *Chicago Dietetic Association*, la *South Suburban Dietetic Association* et Les diététistes du Canada. Chicago (IL) : *American Dietetic Association*, 2000.

- Les légumes non frits ni acides
- Les pains et les céréales ni riches ni gras
- Les tisanes, à la mangue, aux framboises et au gingembre par exemple

Tenir un journal alimentaire

On recommande de tenir un journal des aliments que vous consommez lorsque vous apprenez à reconnaître les symptômes liés au reflux acide. Certains aliments sont bien tolérés par certaines personnes, tandis qu'ils ne sont pas du tout tolérés par d'autres. Un journal alimentaire peut vous aider à identifier les aliments qui déclenchent les symptômes de reflux acide afin que vous puissiez planifier vos repas en excluant les aliments irritants et en incluant ceux qui fonctionnent bien.

Il est important de noter aussi que, parfois, lorsque vous prenez des médicaments sous ordonnance contre le reflux acide, certains aliments qui vous créaient des problèmes dans le passé ne vous en causent plus. Le tableau suivant est un exemple de la façon de consigner les aliments qui sont particulièrement perturbants.

EXEMPLE D'UN JOURNAL DE TOLÉRANCE ALIMENTAIRE

Matin	Peut être mal toléré	Midi	Peut être mal toléré	Soir	Peut être mal toléré
Jus de pomme	✓	Soupe de légumes		Poisson grillé	
Œuf		Tranches de dinde		Pommes de terre	
Bacon	✓	Fromage	✓	Pois	
Rôties riches en fibres		Moutarde	✓	Carottes vapeur	
Beurre d'arachide	✓	Pain riche en fibres		Bagel nature	✓
Café	✓	Salade d'épinards		Cerises	
		Oignon, poivron	✓		
		Courgette			
		Vinaigrette balsamique	✓		
		Huile d'olive			
		Sandwich de rôti de bœuf maigre (½) avec tomate, oignon et moutarde	✓		
Collation		**Collation**		**Collation**	
Muffin aux bleuets (myrtilles)	✓	Jus de mangue		Croustilles	✓
				Cola	✓
				Fruits en conserve	

JOURNAL DE TOLÉRANCE ALIMENTAIRE

Organisez ce journal afin de vous aider à identifier les aliments nuisibles pour vous. Faites-en des photocopies si nécessaire.

Matin	Peut être mal toléré	Midi	Peut être mal toléré	Soir	Peut être mal toléré

Collation		Collation		Collation	

GUIDE DE TOLÉRANCE ALIMENTAIRE

Repas	Problème	Substitut
Matin		
Jus de pomme	Peut être acide	Essayer du nectar de mangue, de pêche ou de poire
Bacon	Peut être trop gras	Essayer du yogourt faible en gras
Beurre d'arachide	Peut être trop gras	Essayer du fromage faible en gras
Café	Peut être acide	Essayer des tisanes aux fruits
Collation de l'avant-midi		
Muffin aux bleuets (myrtilles)	Peut être trop gras	Essayer un muffin faible en gras ou des craquelins faibles en gras et du hoummos (tartinade de pois chiches)
Midi		
Fromage	Peut être trop gras	Essayer des fromages faibles en gras, des flocons de thon ou des tranches de viande maigre
Moutarde	Trop acide	Essayer une petite quantité de vinaigrette douce, faible en gras
Vinaigre balsamique	Trop acide	Essayer une petite quantité de vinaigrette douce, sans gras ou faible en gras, ou de l'huile d'olive extravierge
Oignon, tomate, moutarde	Peuvent être trop acides et irritants pour l'œsophage	Essayer de la laitue dans un sandwich avec une petite quantité de margarine ou de mayonnaise faible en gras (ne contenant pas de vinaigre)
Collation de l'après-midi		
Bagel nature	Peut être difficile à digérer	Essayer du pain de blé complet
Soir		
Bagel nature	Peut être difficile à digérer	Essayer du pain de blé complet
Poulet pané	Peut être trop gras et difficile à digérer	Essayer du poulet cuit au four ou grillé — retirer la peau
Frites	Peuvent être trop grasses et difficiles à digérer	Essayer des pommes de terre ou des patates douces au four ou bouillies
Courgettes grillées	Peuvent être trop grasses	Essayer des courgettes, pois, maïs ou haricots verts cuits à la vapeur ou au four
Collation de la soirée		
Croustilles	Peuvent être trop grasses	Essayer des croustilles ou des tortillas cuites au four
Cola	Difficile à digérer	Essayer des boissons aux fruits non gazéifiées ou des jus bien tolérés

Les substituts alimentaires

Les aliments mal tolérés dans le cas de reflux acide peuvent être substitués. Afin d'assurer un apport nutritionnel adéquat à chaque repas de la journée, le guide alimentaire doit former la structure de la planification des repas, en assurant la substitution des aliments mal tolérés.

- Si les œufs frits ou les omelettes sont mal tolérés, essayer des œufs à la coque, ou une omelette faite à partir de blancs d'œufs, cuite dans un poêlon non adhésif vaporisé d'un produit anti-adhésif à base d'huile.
- Remplacer le fromage habituel par un produit de fromage faible en gras.
- Les légumes bien tolérés, comme les champignons, les haricots verts, les épinards, les châtaignes d'eau, peuvent aussi être ajoutés aux omelettes.
- Si un bagel avec de la margarine ou du fromage à la crème se digère difficilement, essayer plutôt une tranche de pain de blé complet tartinée de gelée ou de miel.

À noter : Éviter les trempettes comme substituts : la salsa, le fromage, etc., vont plutôt exacerber le problème.

Chapitre 10 # Les mesures diététiques à prendre pour gérer les brûlures d'estomac chroniques

LE CAS DE JEAN

Jean est un professeur de 35 ans qui souffre de brûlures d'estomac et de reflux acide de façon intermittente depuis environ 7 ans. Au cours des six derniers mois, il a dû avoir recours quotidiennement à des médicaments en vente libre pour contrôler ses brûlures d'estomac. Il y a trois semaines, son médecin lui a prescrit des inhibiteurs de la pompe à protons pour contrôler sa douleur constante. Il lui a aussi fait remarquer qu'il était temps de passer en revue ses habitudes alimentaires et ses activités qui contribuent peut-être à l'évolution de ses symptômes. Jean a aussi reçu de son médecin de l'information quant à l'alimentation ; il lui a recommandé un régime strict, au début, auquel un plus grand choix d'aliments pourra être ajouté lorsque les médicaments prescrits commenceront à soulager ses symptômes douloureux.

Lorsque les diététistes planifient les repas de personnes qui souffrent d'affections qui nécessitent de changer le choix des aliments qu'elles consomment, ils commencent par les aliments qui ont des chances d'être mieux tolérés. Même lorsque la douleur est intense, il existe certains aliments tolérables. C'est la première étape de la gestion des brûlures d'estomac chroniques et du reflux acide par l'alimentation. En ayant un régime équilibré de base comme point de départ, vous pouvez développer une certaine assurance quant à votre capacité à gérer votre maladie à l'aide d'aliments qui n'aggraveront pas vos symptômes. Au fur et à mesure que votre douleur s'estompera, d'autres aliments pourront s'ajouter à la liste de votre régime équilibré de base. C'est la deuxième étape de la gestion de votre état. La plupart des gens constatent qu'ils tolèrent mieux des portions plus généreuses au moment des repas, et prennent des collations plus légères entre les repas, les éliminant parfois entièrement. C'est la troisième étape du processus. Différents menus et des menus de 7 jours sont recommandés à chaque étape.

Étape 1 : Des menus lorsque la douleur est intense

Pour atténuer les symptômes graves, imposez-vous d'abord des mesures strictes pendant deux semaines. Plus tard, graduellement, le choix des aliments pourra être élargi lorsque les brûlures d'estomac et le reflux seront contrôlés par l'utilisation de médicaments, comme les inhibiteurs de la pompe à protons. En cas de récidive des symptômes, une plus grande restriction des aliments serait recommandable jusqu'à ce que les symptômes soient à nouveau contrôlés.

Recommandations

- Évitez d'abord les aliments qui, d'après vos expériences, déclenchent vos symptômes de reflux acide, et ceux qui sont reconnus pour leur action irritante sur les tissus de l'œsophage, comme les aliments acides et épicés qui entraînent rapidement de la douleur.
- Évitez les aliments qui nuisent à la fonction musculaire du sphincter de l'œsophage inférieur (SOI) et entraînent des modifications dans le déplacement des aliments à travers le système digestif. Ces aliments ont souvent une teneur élevée en matières grasses, sont riches en féculents, faibles en fibres, quittent l'estomac plus lentement, entraînant une sensation de ballonnement prononcé. Les aliments qui peuvent nuire à la fonction du muscle du SOI sont présentés dans la liste «Les aliments nuisibles, les aliments curatifs», des pages 93 à 101.
- Lors de la planification des repas, il est important de laisser la gravité des symptômes vous guider, mais il est également important de maintenir un régime alimentaire équilibré. Cela dit, évitez de limiter votre choix d'aliments de façon excessive pendant trop longtemps.
- Ne présumez pas qu'un aliment incommodant le sera toujours ; faites-en l'essai.

Exemple d'un menu lorsque la douleur est intense

Prenons les groupes alimentaires comme point de départ. En utilisant le régime de base, un menu faible en gras pour une journée peut être élaboré et divisé en six repas plus légers. Six repas plus légers signifient que les portions seront plus petites.

Saviez-vous que...

Ne vous imposez pas trop de restrictions par crainte d' essayer de nouveaux aliments. Laissez-vous aller à réessayer des aliments que vous avez évités au début. L' action des médicaments qui traitent le reflux acide vous permettra de varier votre choix d' aliments.

	GROUPES ALIMENTAIRES				
Repas	Grains, céréales, riz, pâtes, féculents	Lait, produits laitiers	Fruits	Légumes	Viandes, substituts, légumineuses, haricots, noix
Matin					
Céréales de riz	✓				
Lait ou yogourt faibles en gras		✓			
Poire ou banane			✓		
Thé aux framboises					
Collation					
Pain au son d'avoine	✓				
Œuf à la coque					✓
Thé aux bleuets (myrtilles)					
Midi					
Poulet rôti					✓
Pain de grains complets	✓				
Vinaigrette faible en gras					
Endives et avocat en tranches minces				✓	
Thé à la mangue					
Collation					
Fromage cottage (blanc) faible en gras		✓			
Craquelins de blé complet faibles en gras	✓				
Melon brodé (cantaloup)			✓		
Soir					
Poisson poché dans du lait faible en gras		✓			✓
Pommes de terre en purée ou au four	✓				
Épinards				✓	
Courge				✓	
Thé aux framboises et au ginseng					
Collation					
Hoummos					✓
Gâteau à l'avoine	✓				
Fraises			✓		
Yogourt glacé	✓				

Menu de 7 jours lorsque la douleur est intense

JOUR 1 : LORSQUE LA DOULEUR EST INTENSE

Matin	Collation	Midi	Collation	Soir	Collation
Riz soufflé	Yogourt aux fruits faible en gras	Soupe à la courge et aux carottes* p. 157	Fromage cottage faible en gras	Pâtes aux saveurs de la mer* p. 215	Fraises
Lait : demi-écrémé (1 ou 2 %)		Sandwich au poulet sur pain de grains complets	Biscuits de blé complet	Fricassée de légumes-racines* p. 246	Pouding à la vanille faible en gras
Bleuets (myrtilles)		Laitue ou concombre		Pois verts	
Pain à l'avoine		Poires en conserve		Pain de grains complets	
Omelette aux blancs d'œufs					
Thé aux fraises		Thé à la mangue		Thé aux pommes épicées	

JOUR 2 : LORSQUE LA DOULEUR EST INTENSE

Matin	Collation	Midi	Collation	Soir	Collation
Céréales d'avoine	1/2 sandwich au thon	Bouillon de légumes* p. 155	Compote de pommes facile* p. 255	Rôti de bœuf	Smoothie aux cerises et aux fruits sauvages* p. 267
Lait : demi-écrémé (1 ou 2 %)		Salade verte ou concombre avec huile	Yogourt nature ou à la vanille	Salade de pommes de terre* p. 176	
Nectar de poire		Poitrine de poulet grillée		Salade verte, carottes râpées ou haricots verts	
Pain aux graines de lin		Pain aux grains complets		Courgette grillée	
Œuf poché					
Thé aux framboises		Thé aux bleuets		Thé à la mangue	

Les astérisques (*) indiquent des recettes qui se trouvent dans la deuxième partie : «Des recettes pour les brûlures d'estomac et le reflux acide»

JOUR 3 : LORSQUE LA DOULEUR EST INTENSE

Matin	Collation	Midi	Collation	Soir	Collation
Céréales de blé complet	Sandwich aux œufs hachés	Soupe aux pois verts rapide et facile* p. 161	Hoummos* p. 138	Poulet rôti	Boisson fruitée* p. 270
Lait : demi-écrémé (1 ou 2 %)		Sandwich au thon sur pain de grains complets avec jeunes épinards	Pointes de pain pita de grains complets	Riz brun avec pignons grillés	
Pruneaux en conserve		Bâtonnets de carotte ou de concombre	Macédoine de fruits	Pois verts et châtaignes d'eau	
Pain d'avoine		Salade de chou crémeuse* p. 173		Carottes crues	
Fromage faible en gras				Pain aux graines de lin	
Thé au gingembre		Thé aux fraises		Thé vert	

JOUR 4 : LORSQUE LA DOULEUR EST INTENSE

Matin	Collation	Midi	Collation	Soir	Collation
Jus de fruits sauvages	Yogourt aux fruits faible en gras	Soupe au fenouil* p. 163	Pain pita de grains complets	Côtelettes de veau panées* p. 200	Biscuits à l'avoine et aux raisins secs* p. 258
Céréales de blé complet		Sandwich au saumon sur pain de grains complets	Trempette aux épinards* p. 139	Pommes de terre bouillies	Lait : demi-écrémé (1 ou 2 %)
Lait : demi-écrémé (1 ou 2 %)		Laitue ou concombre		Salade d'épinards et de fraises avec huile d'olive	
Omelette aux blancs d'œufs		Jus rubis éclatant* p. 276			
Pain aux graines de lin					
Thé aux pommes épicées		Thé aux fraises		Thé aux framboises	

Les astérisques (*) indiquent des recettes qui se trouvent dans la deuxième partie : «Des recettes pour les brûlures d'estomac et le reflux acide»

JOUR 5 : LORSQUE LA DOULEUR EST INTENSE

Matin	Collation	Midi	Collation	Soir	Collation
Jus de bleuets (myrtilles)	Melon brodé (cantaloup)	Soupe de lentilles* p. 165	Roulés au poulet* p. 147	Sauté de légumes asiatique* p. 222	Plaisir d'été* p. 274
Céréales au son d'avoine	Fromage cottage (blanc) faible en gras	Macaroni au fromage au four* p. 219		Riz vapeur	
Lait : demi-écrémé (1 ou 2 %)		Bâtonnets de carotte et de concombre			
Pain de 7 grains		Pain aux graines de lin			
Œuf poché					
Thé aux fraises		Thé aux bleuets (myrtilles)		Thé au gingembre	

JOUR 6 : LORSQUE LA DOULEUR EST INTENSE

Matin	Collation	Midi	Collation	Soir	Collation
Céréales multigrains croquantes	Compote de pommes facile* p. 255	Soupe au poulet et aux nouilles* p. 154	Pain pita	Poulet à la mangue* p. 194	Smoothie au melon* p. 269
Lait : demi-écrémé (1 ou 2 %)	Yogourt nature ou à la vanille	Sandwich au fromage fondant et au poivron* p. 183	Trempette aux épinards* p. 139	Pommes de terre rôties au four* p. 238	
Abricots en conserve		Rouleaux de printemps aux légumes* p. 180		Courge musquée au four* p. 232	
Muffins au son et à la compote de pommes* p. 260				Salade Waldorf* p. 172	
Fromage faible en gras					
Thé aux fruits		Thé à la mangue		Thé aux framboises	

Les astérisques (*) indiquent des recettes qui se trouvent dans la deuxième partie : «Des recettes pour les brûlures d'estomac et le reflux acide»

JOUR 7 : LORSQUE LA DOULEUR EST INTENSE

Matin	Collation	Midi	Collation	Soir	Collation
Gruau fruité* p. 135	Fromage faible en gras	Bortsch* p. 166	Pain pita	Filets de sole avec vinaigrette à l'artichaut	Smoothie flamboyant* p. 266
Rôtie de pain de grains complets	Craquelins de grains complets	Boulettes de poulet* p. 197	Hoummos* p. 138	Casserole de légumes méditerranéens* p. 224	
Riz brun	Pain aux graines de lin	Salade de carottes à la marocaine* p. 177			
Thé aux bleuets (myrtilles)		Thé au gingembre		Thé aux framboises	

Les astérisques (*) indiquent des recettes qui se trouvent dans la deuxième partie : «Des recettes pour les brûlures d'estomac et le reflux acide»

Étape 2 : Des menus lorsque la douleur commence à s'estomper

Au fur et à mesure que la douleur s'estompe, plus d'aliments peuvent être ajoutés.

Le menu qui suit en est un bon exemple.

	GROUPES ALIMENTAIRES				
Repas	Grains, céréales, riz, pâtes, féculents	Lait, produits laitiers	Fruits	Légumes	Viandes, substituts, légumineuses, haricots, noix
Matin					
Céréales de son de blé ou d'avoine	✓				
Lait ou yogourt faibles en gras		✓			
Cerises et bleuets (myrtilles)			✓		
Thé					

Repas	GROUPES ALIMENTAIRES				
	Grains, céréales, riz, pâtes, féculents	Lait, produits laitiers	Fruits	Légumes	Viandes, substituts, légumineuses, haricots, noix
Collation					
Pain au son d'avoine ou muffin	✓				
Fromage cottage (blanc) faible en gras		✓			
Thé aux bleuets (myrtilles)					
Midi					
Sandwich aux œufs					✓
Pain de grains complets	✓				
Vinaigrette faible en gras					
Endives et concombre tranché mince				✓	
Pêches			✓		
Thé					
Collation					
Hoummos					✓
Craquelins de blé complet faibles en gras	✓				
Pouding à la vanille faible en gras		✓			
Soir					
Saumon grillé aux fines herbes					✓
Riz vapeur	✓				
Salade d'épinards et de champignons avec huile d'olive				✓	
Carottes				✓	
Thé					
Collation					
Fromage faible en gras		✓			
Rôtie de pain de grains complets	✓				
Fraises et yogourt glacé		✓	✓		

Menu de 7 jours lorsque la douleur commence à s'estomper

JOUR 1 : LORSQUE LA DOULEUR COMMENCE À S'ESTOMPER

Matin	Collation	Midi	Collation	Soir	Collation
Céréales de grains complets	Yogourt aux fruits faible en gras	Minestrone* p. 160	Pain pita	Bâtonnets de poulet au four* p. 195	Craquelins de blé complet
Lait : demi-écrémé (1 ou 2 %)		Galettes de veau* p. 201	Hoummos* p. 138	Pommes de terre rôties au four* p. 238	
Blancs d'œufs brouillés avec fromage* p. 131		Pain de blé complet		Bette à carde à la chapelure* p. 241	Tzatziki à tartiner* p. 142
Rôtie de pain aux graines de lin		Salade verte avec huile d'olive		Pain de grains complets	
Fraises et bleuets (myrtilles)				Pomme au four	
Thé		Thé		Thé	

JOUR 2 : LORSQUE LA DOULEUR COMMENCE À S'ESTOMPER

Matin	Collation	Midi	Collation	Soir	Collation
Smoothie aux cerises et aux fruits sauvages* p. 267	Thon et pain pita	Soupe aux nouilles asiatique* p. 169	Yogourt aux fruits faible en gras	Poulet rôti	Biscuits à l'avoine et aux raisins secs* p. 258
Gruau ou céréales au son d'avoine		Casserole d'épinards et de riz au four* p. 226		Gratin dauphinois mixte* p. 236	Boisson fruitée* p. 270
Lait : demi-écrémé (1 ou 2 %)		Bâtonnets de carotte, céleri, concombre		Brocoli à la chinoise* p. 244	
Rôtie de pain de 12 grains				Dessert étagé aux fraises* p. 262	
Fromage faible en gras					
Thé		Thé		Thé	

Les astérisques (*) indiquent des recettes qui se trouvent dans la deuxième partie : «Des recettes pour les brûlures d'estomac et le reflux acide»

JOUR 3 : LORSQUE LA DOULEUR COMMENCE À S'ESTOMPER

Matin	Collation	Midi	Collation	Soir	Collation
Smoothie au melon* p. 269	Fromage à la crème faible en gras	Soupe à l'italienne* p. 158	Sandwich de saumon sur pain de blé complet	Mignon de porc aux fruits séchés* p. 203	Jus rubis éclatant* p. 276
Céréales de grains complets : avoine, graines de lin séchées, blé complet	Craquelins de grains complets	Ragoût de boulettes méditerranéen* p. 196		Pommes de terre rôties au four* p. 238	
Lait : demi-écrémé (1 ou 2 %)		Salade verte avec huile d'olive		Fricassée de légumes-racines* p. 246	
Pain aux graines de lin				Gâteau velouté aux pêches	
Hoummos* p. 138					
Thé		Thé		Thé	

JOUR 4 : LORSQUE LA DOULEUR COMMENCE À S'ESTOMPER

Matin	Collation	Midi	Collation	Soir	Collation
Macédoine de fruits rafraîchissante* p. 275	Yogourt aux fruits faible en gras et muesli	Potage Parmentier velouté* p. 162	Pointes de pita croustillantes* p. 150	Pavé de thon grillé, sauce au fenouil* p. 210	Smoothie aux cerises et aux fruits sauvages* p. 267
Sandwich au fromage fondant : fromage faible en gras sur pain multigrains		Sandwich aux œufs sur pain aux graines de lin	Trempette antillaise festive* p. 140	Riz brun avec amandes effilées grillées	
		Bâtonnets de concombre et de céleri		Épinards aux raisins secs et aux pignons* p. 243	
Melon					
Thé		Thé		Thé	

Les astérisques (*) indiquent des recettes qui se trouvent dans la deuxième partie : «Des recettes pour les brûlures d'estomac et le reflux acide»

JOUR 5 : LORSQUE LA DOULEUR COMMENCE À S'ESTOMPER

Matin	Collation	Midi	Collation	Soir	Collation
Gruau fruité* p. 135	Craquelins de grains complets	Jus de pomme-carotte-coriandre* p. 273	Roulés au poulet* p. 147	Saumon à l'orientale* p. 207	Fraises et gâteau des anges (de blancs d'œufs)
Fraises	Fromage cottage (blanc) faible en gras	Pitas du Moyen-Orient* p. 182	Casserole d'épinards et de riz au four* p. 226		
Rôtie de pain aux graines de lin		Salade de couscous* p. 179		Pois verts	
Fromage faible en gras		Petits fruits et melon		Yogourt à la vanille	
Thé		Thé		Thé	

JOUR 6 : LORSQUE LA DOULEUR COMMENCE À S'ESTOMPER

Matin	Collation .	Midi	Collation	Soir	Collation
Jus de bleuets	Galettes d'avoine	Soupe à la courge et aux carottes* p. 157	Yogourt aux fruits	Ragoût de veau aux légumes* p. 202	Sorbet
Frittata aux asperges et aux champignons* p. 128	Petits fruits	Riz au poulet grillé et aux légumes* p. 225		Patates douces en purée	Melon
Rôtie de pain de son d'avoine ou aux graines de lin		Mesclun avec huile d'olive		Salade Waldorf* p. 172	Lait : demi-écrémé (1 ou 2 %)
		Pain de grains complets		Pain italien	
Thé		Thé		Thé	

Les astérisques (*) indiquent des recettes qui se trouvent dans la deuxième partie : «Des recettes pour les brûlures d'estomac et le reflux acide»

JOUR 7 : LORSQUE LA DOULEUR COMMENCE À S'ESTOMPER

Matin	Collation	Midi	Collation	Soir	Collation
Smoothie flamboyant* p. 266	Yogourt aux fruits	Riz au poisson* p. 230	Pointes de pita croustillantes* p. 150	Chaudrée de crabe* p. 164	Smoothie au melon* p. 269
Frittata à la poitrine de dinde fumée* p. 129		Salade de chou crémeuse* p. 173	Fromage faible en gras	Poulet à la mangue* p. 194	
Rôtie de pain de son ou d'avoine		Légumes crus croquants		Pommes de terre au four	
Pain de blé complet	Courgettes et aubergine grillées				
Thé		Thé		Thé	

Les astérisques (*) indiquent des recettes qui se trouvent dans la deuxième partie : «Des recettes pour les brûlures d'estomac et le reflux acide»

Étape 3 : Des menus lorsque la douleur est minime

Lorsque les symptômes de brûlures d'estomac et de reflux acide sont finalement contrôlés par la prise de médicaments, la plupart des gens peuvent ajouter bon nombre d'aliments à leurs repas. L'exemple présenté donne une idée d'un menu comportant moins de restrictions.

	GROUPES ALIMENTAIRES				
Repas	Grains, céréales, riz, pâtes, féculents	Lait, produits laitiers	Fruits	Légumes	Viandes, substituts, légumineuses, haricots, noix
Matin					
Céréales de blé complet ou d'avoine	✓				
Lait ou yogourt faible en gras		✓			
Pêches			✓		
Thé					

GROUPES ALIMENTAIRES					
Repas	Grains, céréales, riz, pâtes, féculents	Lait, produits laitiers	Fruits	Légumes	Viandes, substituts, légumineuses, haricots, noix
Collation					
Pain de son d'avoine	✓				
Salade de thon					✓
Laitue et concombre				✓	
Thé					
Midi					
Soupe au poulet et aux légumes				✓	
Saumon grillé à l'aneth					✓
Pâtes de blé complet au pesto	✓				
Mesclun et tranches fines d'oignon rouge, courgette et huile d'olive				✓	
Thé					
Collation					
Fromage cottage (blanc) faible en gras		✓			
Craquelins de blé complet faibles en gras	✓				
Bleuets (myrtilles)			✓		
Soir					
Bœuf rôti					✓
Pommes de terre au four	✓				
Brocoli vapeur				✓	
Pois verts				✓	
Thé					
Collation					
Œuf tranché					✓
Pain de grains complets	✓				
Endive et concombre				✓	
Fraises et yogourt		✓	✓		

Menu de 7 jours lorsque la douleur est minime

JOUR 1 : LORSQUE LA DOULEUR EST MINIME

Matin	Collation	Midi	Collation	Soir	Collation
Boisson fruitée* p. 270	Yogourt aux fruits	Soupe aux haricots noirs à la mexicaine* p. 167	Craquelins de grains complets	Pain de dinde* p. 198	Tzatziki à tartiner* p. 142
Céréales de blé complet ou d'avoine	Biscuits à l'avoine et aux raisins secs* p. 258	Pâtes aux pois verts* p. 214	Œufs à la diable farcis au saumon* p. 146	Pommes de terre rouges rôties	Pointes de pita croustillantes* p. 150
Lait : demi-écrémé (1 ou 2 %)		Salade jardinière : laitue, oignon, concombre et poivron avec huile d'olive		Haricots verts et pois	Sorbet
Rôtie de pain aux graines de lin				Pain de grains complets	
Beurre de noisettes : 1 c. à soupe				Fruits frais	
Thé		Thé		Thé	

JOUR 2 : LORSQUE LA DOULEUR EST MINIME

Matin	Collation	Midi	Collation	Soir	Collation
Petits fruits	Yogourt aux fruits	Boulettes de poulet* p. 197	Craquelins de grains complets	Saumon au four	Smoothie au melon* p. 269
Céréales sèches de grains complets		Poivrons rouges farcis* p. 242	Fromage faible en gras	Chou vert et pommes de terre sautés* p. 237	
Lait : demi-écrémé (1 ou 2 %)		Légumes crus : carotte, chou-fleur et brocoli		Pain à grains complets	Épinards aux raisins secs et aux pignons* p. 243
	Pain au son d'avoine	Pain de grains complets		Fruits frais	
Fromage cottage (blanc) faible en gras					
Thé		Thé		Thé	

Les astérisques (*) indiquent des recettes qui se trouvent dans la deuxième partie : «Des recettes pour les brûlures d'estomac et le reflux acide»

JOUR 3 : LORSQUE LA DOULEUR EST MINIME

Matin	Collation	Midi	Collation	Soir	Collation
Jus de mangue	Compote de pommes facile* p. 255	Jus de pomme-carotte-coriandre* p. 273	Légumes crus	Pain de dinde* p. 198	Sorbet aux fruits
Céréales de grains complets	Yogourt à la vanille	Pizza au thon* p. 191	Trempette aux épinards* p. 139	Gratin dauphinois mixte* p. 236	Melon
Lait : demi-écrémé (1 ou 2 %)		Poivrons rouges farcis* p. 242		Brocoli à la chinoise* p. 244	
Pain aux graines de lin					
Hoummos* p. 138					
Thé		Thé		Thé	

JOUR 4 : LORSQUE LA DOULEUR EST MINIME

Matin	Collation	Midi	Collation	Soir	Collation
Melon frais	Sandwich aux œufs hachés	Soupe aux pois cassés* p. 168	Yogourt aux fruits	Poulet grillé	Jus rubis éclatant* p. 276
Céréales de grains complets		Sandwich au saumon sur pain de grains complets	Carrés à la confiture* p. 261	Riz brun vapeur	Croustilles au four
Lait : demi-écrémé (1 ou 2 %)		Légumes crus : fenouil, haricots verts et poivron		Fricassée de légumes-racines* p. 246	
Fromage faible en gras sur pain de grains complets		Trempette ranch* p. 143		Pain de grains complets	
Thé		Thé		Thé	

Les astérisques (*) indiquent des recettes qui se trouvent dans la deuxième partie : «Des recettes pour les brûlures d'estomac et le reflux acide»

JOUR 5 : LORSQUE LA DOULEUR EST MINIME

Matin	Collation	Midi	Collation	Soir	Collation
Fruits mélangés	Sandwich au thon	Soupe au poulet et aux nouilles* p. 154	Légumes crus	Hamburgers	Smoothie aux cerises et aux fruits sauvages* p. 267
Céréales de grains complets		Pitas du Moyen-Orient* p. 182	Trempette de poivrons rouges	Petit pain de grains complets	
Lait : demi-écrémé (1 ou 2 %)		Épinards et fraises avec huile d'olive		Salade de chou crémeuse* p. 173	
Pain ou rôtie de pain de grains complets		Fruits frais		Salade jardinière avec huile d'olive	
Fromage faible en gras					
Thé	Thé	Thé			

JOUR 6 : LORSQUE LA DOULEUR EST MINIME

Matin	Collation	Midi	Collation	Soir	Collation
Jus de cassis	Craquelins de grains complets	Soupe à l'italienne* p. 158	Goûter au concombre frais* p. 149	Riz au poisson* p. 230	Plaisir d'été* p. 274
Céréales de grains complets	Trempette antillaise festive* p. 140	Pizza roulée à la bette à carde* p. 188		Courge musquée au four* p. 232	
Lait : demi-écrémé (1 ou 2 %)		Salade jardinière avec huile d'olive		Carottes et haricots verts	
Blancs d'œufs brouillés avec fromage* p. 131		Charcuteries		Pain de grains complets	
Pain ou rôtie de pain de grains complets		Fruits frais			
Thé		Thé		Thé	

Les astérisques (*) indiquent des recettes qui se trouvent dans la deuxième partie : «Des recettes pour les brûlures d'estomac et le reflux acide»

JOUR 7 : LORSQUE LA DOULEUR EST MINIME

Matin	Collation	Midi	Collation	Soir	Collation
Jus de mangue	Muffins au son et à la compote de pommes* p. 260	Soupe hivernale* p. 156	Délice aux biscuits Graham (secs)* p. 254	Poulet grillé au pesto* p. 216	Sorbet
Omelette au saumon fumé et aux légumes	Yogourt aux fruits	Frittata aux asperges et aux champignons*p. 128		Ragoût d'artichauts et de pommes de terre* p. 235	Fruits frais
Pain ou rôtie de pain de grains complets		Légumes crus		Salade verte avec huile d'olive	
Hoummos* p. 138		Trempette ranch* p. 143		Pain de grains complets	
Thé		Thé		Thé	

Les astérisques (*) indiquent des recettes qui se trouvent dans la deuxième partie : «Des recettes pour les brûlures d'estomac et le reflux acide»

Liste d'épicerie suggérée

Maintenant que vous connaissez les aliments à éviter, le temps est venu pour vous de passer à l'action. La prochaine étape nécessitera probablement que vous remplaciez ce qui se trouve dans votre réfrigérateur et votre garde-manger par des aliments qui n'entraîneront que très peu ou pas de douleur. Vous trouverez ci-dessous une liste des aliments qui devraient être bien tolérés et que vous pouvez vous procurer dans les marchés d'alimentation. Ce n'est qu'un aperçu des aliments à chercher lorsque vous faites vos emplettes ; les aliments offerts ne se trouvent pas tous ici.

Les repas à l'extérieur de chez soi

Lorsque vous ne pouvez manger à la maison, il est important de faire un peu de planification. Vous pouvez garder le contrôle de la situation au restaurant en limitant les portions et en choisissant certains aliments plutôt que d'autres qui pourraient déclencher des symptômes. Si vous consommez de l'alcool, veillez à le faire en mangeant pour en réduire les conséquences sur votre système digestif.

Produits céréaliers

- [ ] Barres muesli faibles en gras
- [ ] Bretzels
- [ ] Céréales multigrains froides (de préférence riches en fibres et idéalement exemptes de glucose-fructose oligosaccharide ou sirop de maïs à haute teneur en fructose comme édulcorant ; le sucralose et le maltose sont des choix acceptables)
- [ ] Couscous, boulgour et autres produits céréaliers
- [ ] Craquelins de blé complet, de préférence non graisseux et faible en matières grasses
- [ ] Crème de blé, crème de riz
- [ ] Galettes d'avoine
- [ ] Gruau, son d'avoine, de préférence pas instantané
- [ ] Pains de grains complets : son d'avoine, gruau, lin, 7 grains, 12 grains
- [ ] Pâtes, de préférence de blé complet
- [ ] Pitas : blé complet, lin, grains céréaliers et müesli
- [ ] Riz (de préférence brun, comme source de fibres supplémentaires)
- [ ] Roulés, de préférence à grains complets

Fruits et légumes

Fruits

- [ ] Abricots
- [ ] Fruits en conserve (sauf pour les agrumes, comme les quartiers de pamplemousse et d'orange)
- [ ] Melons de tous types
- [ ] Nectarines
- [ ] Pêches
- [ ] Petits fruits
- [ ] Poires
- [ ] Pommes (parfois mal tolérées lorsqu'elles sont crues, mais cuites, comme en compote ou au four, elles sont plus faciles à digérer)

Légumes

- [ ] Artichauts
- [ ] Asperges
- [ ] Betteraves et feuilles de betteraves
- [ ] Carottes
- [ ] Champignons
- [ ] Chicorée
- [ ] Concombre (pelé)
- [ ] Courges (courgettes et les variétés hivernales)
- [ ] Endives
- [ ] Fenouil/anis
- [ ] Haricots verts
- [ ] Laitues
- [ ] Légumes en feuilles vert foncé, comme les jeunes épinards, les épinards et la bette à carde
- [ ] Pois
- [ ] Pommes de terre, patates douces, ignames
- [ ] Si le brocoli, les choux de Bruxelles, le chou, le chou-fleur et le navet sont bien tolérés, ajoutez-les à vos menus ; ils sont riches en vitamines et en minéraux.

Produits laitiers

☐ Crème glacée faible en gras ; lait glacé

☐ Crème sûre (aigre) faible en gras

☐ Fromage cottage (blanc) faible en gras (2 % ou à teneur moins élevée en gras)

☐ Fromage faible en gras : 4, 7, ou 17 % ; certains vont même tolérer les fromages habituels

☐ Lait écrémé ou demi-écrémé (1 ou 2 %)

☐ Yogourt faible en gras (nature, vanille ou avec fruits)

Viandes et substituts

☐ Bacon de dinde ou de poulet

☐ Haricots (lentilles, soya, pois secs, pois chiches)

☐ Œufs entiers ou blancs d'œufs

☐ Poissons (les poissons gras, comme le maquereau et les sardines, peuvent être mal tolérés par certains ; les autres variétés devaient convenir)

☐ Tofu et tempeh

☐ Viandes rouges maigres ou très maigres

☐ Volaille

Desserts

☐ Desserts faibles en gras et en sucre

☐ Poudings faibles en gras

☐ Sorbets

Matières grasses et huiles

☐ Éviter les huiles de palme, de noix de palme et de noix de coco qui sont toutes riches en gras saturés

☐ Margarines à teneur élevée en matières grasses monoinsaturées et polyinsaturées : elles contiennent de l'huile de canola et souvent de l'huile d'olive ; les huiles de tournesol et de carthame et même certaines huiles de maïs sont parfois jumelées à de l'huile de canola ou d'olive

☐ Margarine légère

☐ Mayonnaise normale ou faible en gras ne contenant pas de vinaigre

☐ Vinaigrettes normales ou faibles en gras ne contenant pas de vinaigre

Boissons

☐ Boissons non gazéifiées

☐ Boissons sans caféine

☐ Eau embouteillée

☐ Jus de fruits, de préférence non sucrés

☐ Jus de légumes frais, vendus fraîchement préparés ou extraits à la centrifugeuse à la maison. Les jus de légumes commerciaux contiennent habituellement du jus de tomate qui est souvent mal toléré.

☐ Thé, souvent bien toléré

☐ Tisanes ou thés aux fruits

Assaisonnements

☐ Basilic, coriandre et persil frais

☐ Gingembre frais (s'il est toléré)

Le défi des repas à l'extérieur

Les repas pris à l'extérieur peuvent constituer un défi pour les gens qui souffrent de brûlures d'estomac chroniques et de reflux acide pathologique, et avec raison :

- Les aliments et boissons alcooliques offerts sont souvent mal tolérés.
- Les aliments offerts sont souvent riches en matières grasses qui donnent beaucoup de saveur, mais qui ne sont pas toujours bien tolérés.
- Les portions sont parfois beaucoup plus copieuses, ce qui peut entraîner des problèmes, même le lendemain. Essayez de vous limiter au genre de portion que vous vous servez à la maison.

Les rencontres entre amis ou en famille

Il est souvent facile de connaître le menu a l'avance. Assurez-vous que les personnes qui planifient le repas connaissent les aliments et les boissons qui vous sont potentiellement nuisibles. Si elles sont en mesure de fournir des substituts pour vous accommoder, vous pourrez facilement faire la transition. Il arrive souvent, cependant, que les personnes qui cuisinent ne puissent répondre à vos besoins. Vous pouvez alors apporter vos propres aliments pour vous permettre de contrôler vos choix.

Si votre emploi nécessite que vous mangiez régulièrement au restaurant, voici certaines suggestions, pour le repas du soir, qui pourraient convenir :

Soupes, salades et entrées

- Les soupes à base d'un bouillon clair de légumes, de poulet, de bœuf ou de poisson
- Les salades (les laitues vert foncé avec une petite quantité d'huile d'olive ou de canola)
- Les plats de pâtes ou de riz sans oignon, ni ail, ni épices, ni produits de tomates, et ne contenant qu'une petite quantité d'huile d'olive ou de canola
- Les légumes crus (carotte, haricots verts, courgette, poivron rouge, concombre pelé, fenouil frais)

Plats principaux

- Viandes, volaille ou poissons rôtis, grillés ou au four
- Pommes de terre au four, bouillies ou en purée, ou du riz ou des pâtes sans sauce tomate
- Légumes cuits, comme des carottes, des haricots verts, des pois ou des courges
- Pain de grains complets
- Fruit ou jus de fruits
- Gâteau ou biscuits faibles en gras, selon votre tolérance
- Tisane ou thé aux fruits, ou thé régulier (si toléré)

2e PARTIE

Des recettes pour les brûlures d'estomac et le reflux acide

Introduction

«Qu'est-ce qu'on mange ce soir?» Cette question est sans aucun doute universelle. Dans plusieurs pays du monde, le repas du soir est le plus important de la journée. Au cœur du tohu-bohu de la vie de tous les jours, il constitue l'occasion par excellence pour les membres de la famille de se réunir autour de la table pour partager un repas.

Pour les gens qui souffrent de brûlures d'estomac chroniques et de reflux acide pathologique, décider quoi manger constitue un défi compte tenu des contraintes alimentaires auxquelles ils doivent s'astreindre. Les aliments qui entraînent le plus de douleur sont ceux que l'on retrouve le plus facilement dans les magasins d'alimentation et les restaurants. Les frites, les hamburgers, les biftecks et les pizzas sont très invitants pour le palais, mais ils peuvent aussi gâcher votre journée ou votre soirée si vous souffrez de reflux acide et que des brûlures d'estomac, et les symptômes qui les accompagnent sont déclenchés.

Cependant, malgré les contraintes, choisir quoi manger ne signifie pas nécessairement vous priver. Afin de soulager, vous devez effectivement éliminer entièrement, ou du moins réduire, votre consommation d'agrumes, de tomates, d'ail et d'oignons, de caféine, de chocolat et d'aliments riches en matières grasses. Ceci dit, plusieurs aliments à faible acidité peuvent être combinés pour créer des repas savoureux. Les pâtes, par exemple, peuvent être appréciées sans la traditionnelle sauce tomate. Les légumes, le poulet et le pesto peuvent s'avérer de délicieuses solutions de rechange. Les trempettes et les vinaigrettes — irremplaçables en apparence — peuvent être préparées avec très peu de vinaigre ou remplacées par de savoureuses recettes sans vinaigre.

Les personnes qui souffrent de reflux acide ne réagissent pas toutes de la même façon lorsqu'elles consomment des aliments déclencheurs. Peut-être tolérez-vous bien les oignons, mais très mal les tomates. Dans les recettes qui suivent, la plupart des aliments déclencheurs ont été éliminés complètement afin que vous puissiez prendre plaisir à manger. Les seuls ingrédients acides qui font partie de certaines recettes sont utilisés en petites quantités et ne doivent être consommés que s'ils sont bien tolérés.

Vivre avec des brûlures d'estomac chroniques, ou un reflux gastro-œsophagien pathologique (RGOP), comporte certains inconvénients, mais la préparation des repas ne devrait pas en faire partie.

Plats d'œufs et brunchs

Frittata aux asperges et aux champignons

4 À 6 PORTIONS

...

Truc
Les asperges en conserve ont tendance à être plus tendres que les asperges fraîches.

- Préchauffer le gril
- Poêle de 23 à 35 cm (9 à 10 po) antiadhésive ou en fonte, allant au four, vaporisée d'une huile de cuisson végétale

250 ml	d'asperges en conserve, égouttées et hachées	1 tasse
125 ml	de champignons tranchés en conserve, égouttés	1/2 tasse
250 ml	de blancs d'œufs liquides	1 tasse
2 c. à soupe	de persil frais, ciselé	2 c. à soupe
1 c. à café	de parmesan frais, râpé	1 c. à thé
	Sel	

1. Dans une poêle, faire chauffer l'huile de cuisson en vaporisateur à feu moyen-vif. Faire revenir les asperges et les champignons pendant 3 à 5 minutes, ou jusqu'à ce qu'ils soient tendres et croustillants.
2. Dans un petit bol, battre les blancs d'œufs, le persil, le fromage et le sel ; verser sur les légumes dans la poêle. Laisser cuire, sans remuer, pendant 8 à 10 minutes, ou jusqu'à ce que le fond et les parois soient fermes et le dessus encore un peu coulant.
3. Placer la poêle sous le gril préchauffé, à 7,5 cm (3 po) de l'élément chauffant, pendant 3 à 5 minutes, ou jusqu'à ce que le dessus soit doré. Couper en pointes et servir immédiatement.

Frittata à la poitrine de dinde fumée

4 À 6 PORTIONS

...

Truc
Remplacez la dinde par
du poulet, si vous le voulez.

- Préchauffer le gril
- Poêle de 23 à 35 cm (9 à 10 po) antiadhésive ou en fonte, allant au four, vaporisée d'une huile de cuisson végétale

4 c. à soupe	de poivron rouge émincé	1/4 de tasse
2 c. à soupe	d'oignons verts émincés (facultatif, selon la tolérance)	2 c. à soupe
175 ml	de tranches de poitrine de dinde fumée, hachées	3/4 de tasse
250 ml	de blancs d'œufs liquides	1 tasse
	Persil frais, ciselé	
	Sel	

Capsule santé

Cette recette regorge de saveur ; le poivron rouge et le persil complémentent très bien la combinaison œufs-viandes. Les œufs et la dinde sont de bonnes sources de protéines, de vitamines et de minéraux. Cette frittata devrait être bien tolérée par toute personne qui souffre de brûlures d'estomac chroniques ou de reflux acide pathologique. Ce repas débordant de protéines vous permet de commencer votre journée du bon pied.

1. Faire chauffer l'huile de cuisson en vaporisateur dans une poêle à feu moyen-vif. Faire revenir le poivron rouge et les oignons verts (si utilisés) pendant 4 à 5 minutes, ou jusqu'à ce qu'ils soient tendres. Ajouter la poitrine de dinde et faire cuire pendant 1 minute. Ajouter les blancs d'œufs, le persil et le sel au goût, en remuant une fois. Laisser cuire, sans remuer, pendant 8 à 10 minutes, jusqu'à ce que le fond et les parois soient fermes et le dessus encore un peu coulant.

2. Placer la poêle sous le gril préchauffé, à 7,5 cm (3 po) de l'élément chauffant, pendant 3 à 5 minutes, ou jusqu'à ce que le dessus soit doré. Couper en pointes et servir immédiatement.

Quiche aux épinards et au poivron

4 PORTIONS

• • •

Trucs
Utiliser des poivrons rouges grillés en conserve ou en pot. On les trouve dans la section des légumes en conserve de la plupart des épiceries.

Les quiches peuvent être cuites dans des moules à muffins de papier, si désiré.

L'utilisation de blancs d'œufs et l'élimination de la croûte font de ces quiches un ajout léger à votre repas du matin.

- Préchauffer le four à 180 °C (350 °F)
- Moule pour 6 gros muffins, légèrement graissé

300 g	d'épinards frais, hachés menu	10 oz
80 ml	d'oignons verts, ciselés (facultatif, selon la tolérance)	1/3 de tasse
250 ml	de blancs d'œufs liquides	1 tasse
4 c. à soupe	de poivron rouge grillé, coupé en dés	1/4 de tasse
1 c. à café	de persil frais, ciselé	1 c. à thé
	Sel	
80 ml	mozzarella râpée	1/3 de tasse

1. Vaporiser une grande poêle d'huile végétale et faire chauffer à feu vif. Faire revenir les épinards et les oignons verts (si utilisés) pendant 4 à 5 minutes, ou jusqu'à ce que les épinards soient flétris. Égoutter.

2. Dans un bol moyen, battre la préparation d'épinards, les blancs d'œufs, le poivron rouge, le persil et le sel, au goût.

3. Verser la préparation dans 4 moules à muffins, en remplissant d'eau les moules vides aux 3/4 pour éviter que le moule se déforme. Parsemer le dessus de chaque quiche d'un peu de fromage. Faire cuire dans le four préchauffé pendant 25 à 30 minutes, ou jusqu'à ce que la lame d'un couteau insérée dans le centre en ressorte sèche.

- **Préparer à l'avance** Placer les quiches cuites et refroidies dans un contenant hermétique, et les congeler jusqu'à 6 à 8 mois. Faire décongeler et réchauffer au micro-ondes à intensité élevée pendant 3 à 4 minutes.

2 PORTIONS

...

Blancs d'œufs brouillés avec fromage

Si vous aimez les œufs brouillés le matin, en voici une version allégée.

1 c. à soupe	de fromage suisse faible en gras, râpé	1 c. à soupe
1 c. à café	de persil frais, ciselé	1 c. à thé
	Sel	

1. Dans un petit bol, battre les blancs d'œufs avec le fromage, le persil et le sel, au goût.
2. Vaporiser une petite poêle d'huile de cuisson et faire chauffer à feu moyen-vif. Faire cuire la préparation d'œufs, en remuant, pendant 4 à 5 minutes, ou jusqu'à ce que les œufs ne soient plus coulants.

- **Variante** Remplacer le fromage suisse par du tofu.

2 PORTIONS

• • •

Truc
Pour augmenter la teneur en protéines, ajouter 4 c. à soupe de tranches de charcuterie hachées à l'étape 1.

Burritos aux blancs d'œufs

Ces burritos sont meilleurs pour la santé que ceux qui se vendent dans la plupart des chaînes de restauration rapide, et ils sont prêts en seulement 10 minutes.

125 ml	de blancs d'œufs liquides, battus	1/2 tasse
125 ml	de poivron rouge, haché	1/2 tasse
4 c. à soupe	de laitue en lanières	1/4 de tasse
4 c. à soupe	de fromage faible en gras (suisse ou mozzarella), râpé	1/4 de tasse
	Sel	
2	tortillas de farine de blé complet	2

1. Vaporiser une petite poêle d'huile de cuisson végétale et faire chauffer à feu moyen-vif. Faire cuire les blancs d'œufs et le poivron, en remuant, pendant 5 à 7 minutes, ou jusqu'à ce que les œufs ne soient plus coulants.

2. Dans un petit bol, combiner la préparation d'œufs, la laitue, le fromage et le sel, au goût.

3. Répartir la préparation de blancs d'œufs également dans les deux tortillas. Enrouler chaque tortilla pour enfermer la garniture.

Galettes de pommes de terre au four

• • •

Variante
Ajouter 1/2 c. à café (à thé) de romarin frais haché.

Les gens qui souffrent de reflux acide ne peuvent pas se permettre les pommes de terre rissolées traditionnelles. Ces galettes sont cuites au four et trempées dans du blanc d'œuf, ce qui permet d'éliminer certains des éléments déclencheurs pouvant mener à des malaises gastriques.

- Préchauffer le four à 200 °C (400 °F)
- Tôle à biscuits, tapissée de papier d'aluminium et graissée

750 ml	de pommes de terre pelées, râpées	3 tasses
125 ml	de carottes pelées, râpées	1/2 tasse
2 c. à soupe	d'oignon râpé (facultatif, selon la tolérance)	2 c. à soupe
80 ml	de blancs d'œufs liquides	1/3 de tasse
30 g	de farine	1/4 de tasse
1 c. à soupe	d'huile de canola	1 c. à soupe
1 c. à soupe	de persil frais, ciselé	1 c. à soupe
1/4 de c. à café	de poudre levante	1/4 de c. à thé
	Sel	

1. Dans une passoire, faire égoutter les pommes de terre, les carottes et l'oignon (si utilisé). Avec les mains, presser pour extraire le surplus de liquide.
2. Dans un grand bol, battre les blancs d'œufs, la farine, l'huile, le persil, la poudre levante et le sel, au goût. Incorporer en brassant les légumes râpés et bien mélanger. Façonner six galettes rondes de 5 cm (2 po) de diamètre.
3. Déposer sur la tôle à biscuits préparée et faire cuire dans le four préchauffé pendant 9 à 10 minutes, ou jusqu'à ce que le dessus soit doré. Retourner les galettes et faire cuire pendant 9 à 10 minutes, ou jusqu'à ce qu'elles soient dorées.

Pain doré

2 PORTIONS

• • •

Trucs

Pour une gâterie toute spéciale, nappez de compote de pommes.

N'attendez pas trop avant de déposer le pain dans la poêle pour éviter qu'il ne se détrempe.

L'utilisation de blancs d'œufs et de lait écrémé fait de ce plat populaire, habituellement gras, un choix plus sain.

15 g	de margarine allégée	1 c. à soupe
125 ml	de blancs d'œufs liquides	¹/₂ tasse
125 ml	de lait écrémé ou de lait écrémé sans lactose	¹/₂ tasse
2 c. à café	de cassonade légèrement tassée	2 c. à soupe
¹/₂ c. à café	de cannelle moulue	¹/₂ c. à thé
¹/₂ c. à café	de vanille	¹/₂ c. à thé
4	tranches de pain de blé complet	4

1. Dans une grande poêle, faire fondre la margarine à feu moyen-vif.
2. Entre-temps, dans un bol peu profond, battre les blancs d'œufs, le lait, la cassonade, la cannelle et la vanille.
3. Tremper chaque tranche de pain dans la préparation d'œufs en veillant à couvrir les deux côtés. Déposer tout de suite les tranches dans la poêle chaude et faire cuire, en les tournant une ou deux fois, pendant 2 à 3 minutes, ou jusqu'à ce qu'elles soient dorées.

Gruau fruité

. . .

Truc
La consistance devrait
être crémeuse.

Ce plat nourrissant renferme beaucoup moins de sucre que ses équivalents commerciaux.

150 ml	de flocons d'avoine à cuisson rapide	²/₃ de tasse
125 ml	de demi-pêches, en conserve, égouttées et tranchées mince	¹/₂ tasse
45 g	de cassonade, légèrement tassée	3 c. à soupe
1 c. à café	de miel liquide	1 c. à thé
¹/₂ c. à café	de cannelle moulue	¹/₂ c. à thé

1. Dans une casserole de grandeur moyenne, porter à ébullition 375 ml (1 ¹/₂ tasse) d'eau à feu vif. Ajouter les flocons d'avoine, baisser le feu à moyen-vif et laisser cuire, en remuant, pendant 3 minutes. Incorporer, en remuant, les pêches, la cassonade, le miel et la cannelle ; faire cuire, en remuant, pendant 3 à 4 minutes, ou jusqu'à ce que l'eau soit entièrement absorbée.

Pouding au riz crémeux

• • •

Truc

Ne pas laisser mijoter. Remuer fréquemment pour éviter que le riz ne colle et ne brûle. Ajouter plus de liquide au besoin.

Une version réduite en sucre et en matières grasses pour faciliter la digestion.

500 ml	de lait demi-écrémé (1%)	2 tasses
500 ml	de lait demi-écrémé (1%) sans lactose	2 tasses
200 g	de riz blanc à grains courts	1 tasse
25 g	de cassonade légèrement tassée	2 c. à soupe
1/2 c. à café	de cannelle moulue	1/2 c. à thé
1/2 c. à café	de sel	1/2 c. à thé
1/2 c. à café	de vanille	1/2 c. à thé
175 ml	de raisins de Smyrne	3/4 de tasse

Capsule santé

Débordant de nutriments, et délicieux par surcroît ! La cannelle, la cassonade et les raisins secs donnent au riz saveur et texture. Cette recette est une bonne source de protéines, de fibres solubles, de calcium et de fer ; elle est facile à digérer pour les personnes de tout âge. Si vous avez une intolérance au lactose, remplacez le lait par du lait faible en lactose ou du lait de soja.

1. Dans une casserole de grandeur moyenne, faire chauffer 750 ml (3 tasses) de lait à feu moyen. Ajouter le riz, la cassonade, la cannelle, le sel et la vanille. Baisser le feu et faire cuire à feu doux en remuant fréquemment, pendant 25 à 30 minutes, en ajoutant du lait au fur et à mesure que le riz absorbe le liquide, jusqu'à ce que le riz soit presque tendre. Incorporer les raisins secs et faire cuire à feu doux jusqu'à ce que le riz soit tendre et tout le liquide absorbé, pendant environ 15 minutes.

▪ **Variante** Utiliser du riz à grains longs pour un pouding au riz moins crémeux.

Hors-d'œuvre

Hoummos

Donne environ 300 ml
(1 ¹/₄ tasse)

• • •

Trucs

Le tahini est une pâte épaisse et crémeuse faite de graines de sésame.

Servir comme délicieuse tartinade avec du pain pita ou comme trempette pour des légumes.

Capsule santé

Ce hoummos est facile à digérer et il est bien toléré par les gens qui souffrent de reflux acide. C' est une excellente collation avec du pain ou des craquelins, comme amuse-gueule ou comme accompagnement d' un repas principal. La douce saveur de ce hoummos est relevée par le persil et la touche d' ail. Il constitue une source riche de protéines, de fibres solubles et de différents minéraux et vitamines.

Le hoummos habituel peut être difficile à digérer pour les gens souffrant de reflux acide, compte tenu de l' ail et de l' huile qu' il contient. Cette recette en contient beaucoup moins.

1,1 kg	de pois chiches en conserve, égouttés et rincés	38 oz
4 c. à soupe	d'eau chaude	¹/₄ de tasse
2 c. à soupe	de tahini (facultatif)	2 c. à soupe
¹/₄ de c. à café	de poudre d'oignon (facultatif, selon la tolérance)	¹/₄ de c. à thé
	Sel	
	Persil frais, ciselé	
1 c. à soupe	d'huile d'olive extravierge	1 c. à soupe
1	gousse d'ail entière	1

1. Dans le robot culinaire, broyer les pois chiches, l'eau, le tahini (si utilisé), la poudre d'oignon (si utilisée), le sel et le persil jusqu'à consistance grossière. Ajouter l'huile et continuer de broyer jusqu'à l'obtention d'une consistance lisse.

2. Verser dans un bol de service et incorporer l'ail. Couvrir et réfrigérer pendant 4 à 5 heures pour permettre aux saveurs de fusionner. Retirer la gousse d'ail avant de servir.

▪ **Préparer à l'avance** Se conserve jusqu'à 3 jours au réfrigérateur dans un contenant hermétique.

Trempette aux épinards

· · ·

Trucs

Faire revenir 500 ml
(2 tasses) d'épinards frais dans
une poêle vaporisée d'huile
de cuisson végétale ou dans
1 c. à café (à thé) d'huile de
canola chauffée à feu vif
jusqu'à ce qu'ils soient tendres ;
laisser refroidir avant
de faire la trempette.

Servir avec du pain de seigle noir
ou des légumes crus.

Une trempette légère qui plaît même aux enfants les plus difficiles !

125 ml	d'épinards cuits, hachés	¹/₂ tasse
4 c. à soupe	de yogourt nature faible en gras	¹/₄ de tasse
1 c. à café	de sauce pour salade (style mayonnaise) sans gras	1 c. à thé
	Sel	

1. Dans un petit bol, combiner les épinards, le yogourt, la sauce pour salade et le sel, au goût. Couvrir et réfrigérer pendant au moins 1 heure pour permettre aux saveurs de bien se mêler.

- **Préparer à l'avance** Se conserve jusqu'à 4 jours au réfrigérateur dans un contenant hermétique.

Trempette antillaise festive

. . .

Truc
Servir avec des bâtonnets de poulet ou des rouleaux printaniers.

Cette trempette légèrement sucrée remplace fort bien d' autres sauces à forte teneur en vinaigre. En prime, la papaye est reconnue pour ses propriétés digestives.

250 ml	de tranches de mangue en conserve, égouttées	1 tasse
250 ml	de tranches de papaye en conserve, égouttées	1 tasse
1 c. à soupe	de miel liquide	1 c. à soupe

1. Dans le mélangeur ou le robot culinaire, à vitesse maximale, réduire en purée la mangue, la papaye et le miel jusqu'à l'obtention d'une sauce homogène.

- **Préparer à l'avance** Se conserve jusqu'à 3 jours au réfrigérateur dans un contenant hermétique.

Trempette de poivrons rouges

. . .

Trucs

Il vous faudra peut-être faire égoutter les poivrons encore une fois après les avoir passés dans le robot culinaire.

La préparation va épaissir en refroidissant.

Cette trempette est délicieuse avec du pain pita ou des craquelins de blé complet comme amuse-gueule.

500 ml	de poivrons rouges, grillés et égouttés	2 tasses
125 ml	de yogourt nature faible en gras	¹/2 tasse
Pincée	de poudre d'ail (facultatif, selon la tolérance)	Pincée
	Persil frais, ciselé	
	Sel	

1. Dans le robot culinaire, hacher menu les poivrons (jusqu'à texture grossière). Verser dans un bol et incorporer le yogourt, la poudre d'ail (si utilisée), le persil et le sel, au goût, jusqu'à consistance onctueuse. Couvrir et réfrigérer pendant au moins 1 heure pour permettre aux saveurs de bien se mêler.

- **Préparer à l'avance** Se conserve jusqu'à 4 jours au réfrigérateur dans un contenant hermétique.

Tzatziki à tartiner

DONNE 250 ML (1 TASSE)

• • •

Truc
Servir avec des croustilles
de maïs faibles en gras,
des légumes crus ou
des pointes de pita.

Une adaptation «sans douleur» du délice grec traditionnel.

125 ml	de concombre anglais râpé	1/2 tasse
4 c. à soupe	de yogourt nature sans gras	1/4 de tasse
1/2 c. à café	d'aneth séché	1/2 c. à thé
	Persil frais, ciselé	
	Sel	
1	gousse d'ail entière	1

1. Presser le concombre râpé dans une passoire pour en éliminer le surplus de liquide.

2. Dans un petit bol, combiner le concombre, le yogourt, l'aneth, le persil et le sel, au goût. Incorporer la gousse d'ail, couvrir et réfrigérer pendant 4 à 5 heures pour permettre aux saveurs de bien se mêler. Retirer la gousse d'ail avant de servir.

- **Variante** Pour obtenir un tzatziki crémeux, réduire la quantité de concombre râpé, au goût.

- **Préparer à l'avance** Se conserve jusqu'à 4 jours au réfrigérateur dans un contenant hermétique.

Trempette ranch

■ ■ ■

Trucs

Servir avec des bâtonnets de poulet ou des légumes crus. L'utilisation d'aneth élimine le besoin d'utiliser du vinaigre. Le goût de l'aneth s'apparente à celui du vinaigre, côté acide en moins.

La trempette ranch habituelle renferme souvent beaucoup d'ail et d'oignon. Cette version, réduite en ail et en oignon, est mieux adaptée aux personnes qui souffrent de reflux acide.

250 ml	de crème sure (aigre) sans gras	1 tasse
2 c. à soupe	de poivron rouge, émincé	2 c. à soupe
1 c. à café	d'aneth séché	1 c. à thé
1 c. à café	de ciboulette fraîche, ciselée (facultatif)	1 c. à thé
	Sel	

1. Dans un petit bol, combiner la crème sure, le poivron rouge, l'aneth, la ciboulette (si utilisée) et le sel, au goût. Couvrir et réfrigérer pendant au moins 1 heure pour permettre aux saveurs de bien se mêler.

■ **Variante** Utiliser du yogourt nature faible en gras au lieu de la crème sure (aigre).

■ **Préparer à l'avance** Se conserve jusqu'à 4 jours au réfrigérateur dans un contenant hermétique.

DONNE 12 AMUSE-GUEULES

...

Brochettes de viande minute

12	gressins (bâtonnets de pain séché) faibles en gras	12
6	tranches de poitrine de dinde extramaigre	6
6	tranches de poitrine de poulet extramaigre	6
	Laitue romaine	

1. Enrober chaque gressin d'une tranche de charcuterie. Servir sur un lit de feuilles de laitue romaine.

• **Variante** Remplacer la dinde et le poulet par des tranches de saumon fumé ou de jambon fumé extramaigre.

Canapés de crevettes

· · ·

La margarine allégée et la mayonnaise sans gras rendent ces canapés moins gras que ceux qui sont servis dans les restaurants.

- Préchauffer le gril
- Tôle à biscuits, non graissée

4 c. à soupe	de mozzarella faible en gras, râpée	¼ de tasse
30 g	de margarine allégée, amollie	2 c. à soupe
2 c. à café	de mayonnaise sans gras	2 c. à thé
½ c. à café	de persil séché	½ c. à thé
Pincée	de poudre d'ail (facultatif, si tolérée)	Pincée
	Sel	
125 ml	de crevettes à salade, égouttées	½ tasse
4	muffins anglais de blé complet, tranchés en deux	4

1. Dans un bol moyen, bien mélanger le fromage, la margarine, la mayonnaise, le persil, la poudre d'ail (si utilisée) et le sel, au goût. Ajouter les crevettes et en tartiner des moitiés de muffins anglais.
2. Placer les muffins sur la tôle à biscuits et faire griller pendant 3 à 4 minutes, ou jusqu'à ce que le fromage soit fondu. Couper en quartiers et servir chaud.

- **Variantes** Utiliser des rôties au lieu des muffins anglais.
  Remplacer les crevettes par du crabe.

DONNE 12 AMUSE-GUEULES

...

Œufs à la diable farcis au saumon

Sans jaunes d'œufs, ces amuse-gueules sont une version moins riche que la recette habituelle.

6	œufs durs	6
200 g	de saumon en conserve, égoutté, sans la peau ni les os	7 oz
45 ml	de crème sure (aigre) sans gras	3 c. à soupe
1 c. à café	d'aneth frais, ciselé	1 c. à thé
¹/₄ de c. à café	de paprika	¹/₄ de c. à thé
	Sel	

Capsule santé

La saveur douce des blancs d'œufs a été combinée avec plusieurs ingrédients complémentaires : le saumon, la crème sure, le paprika, le sel et l'aneth pour un amuse-gueule intéressant ou un repas léger. Cette recette est une excellente source de protéines et de minéraux. Si de la crème sure entre dans la préparation de la garniture, il y aura du calcium ; si les jaunes d'œufs sont utilisés, ces œufs farcis deviennent une bonne source de fer également. Cette recette devrait être bien tolérée si vous avez des brûlures d'estomac.

1. Trancher les œufs sur la longueur ; enlever et jeter les jaunes.
2. Dans un petit bol, mélanger le saumon, la crème sure, l'aneth, le paprika et le sel, au goût.
3. Farcir les blancs d'œufs de la préparation au saumon, Couvrir et réfrigérer pendant au moins 1 heure pour permettre aux saveurs de bien se mêler.

- **Variantes** Remplacer la crème sure (aigre) par de la mayonnaise sans gras. Pour servir un plus grand nombre de convives, préparer une garniture au thon et une autre au crabe en plus de celle au saumon.

- **Préparer à l'avance** Se conserve jusqu'à 3 jours au réfrigérateur dans un contenant hermétique.

• • •

Trucs
La recette peut facilement
être doublée.

Faire cuire les poitrines
de poulet sous le gril pendant
8 à 10 minutes chaque côté,
ou dans du bouillon pendant
30 à 40 minutes, jusqu'à
ce que le poulet soit cuit.

Roulés au poulet

Environ 250 g	poitrine de poulet, désossée, peau enlevée, cuites, refroidies et en filaments	1/2 lb
4 c. à soupe	de mayonnaise sans gras	1/4 de tasse
2 c. à soupe	de poivron rouge, émincé	2 c. à soupe
1 c. à soupe	de persil frais, ciselé	1 c. à soupe
	Sel	
2	tortillas aromatisées aux épinards	2
	Laitue romaine	

1. Dans un petit bol, mélanger le poulet, la mayonnaise, le poivron rouge, le persil et le sel, au goût.

2. Tartiner la moitié de la préparation également sur chaque tortilla. Façonner des rouleaux avec chacune en maintenant, à l'aide des doigts, la farce bien en place. Couvrir et réfrigérer pendant 2 à 3 heures, ou jusqu'à ce qu'ils soient pris.

3. Placer les rouleaux sur une planche à découper, le joint vers le bas, et couper en morceaux de 2,5 cm (1 po) d'épaisseur. Déposer sur un lit de laitue romaine.

▪ **Variante** Pour servir un grand nombre de convives, préparer une variété de roulés : au thon, au saumon et au poulet, en remplaçant le poulet par 250 ml (1 tasse) de thon ou de saumon.

Têtes de champignons au four

• • •

Truc
La recette peut facilement
être doublée.

L'utilisation d'une petite quantité de fromage faible en gras contribue largement à faire de ces amuse-gueules une version plus légère et délicieuse que ceux servis au restaurant.

- Préchauffer le four à 190 °C (375 °F)
- Tôle à biscuits, légèrement graissée

4 c. à soupe	de fromage suisse faible en gras, râpé	¼ de tasse
3 c. à soupe	de chapelure assaisonnée	3 c. à soupe
1 c. à café	de persil séché	1 c. à thé
	Sel	
6	très gros champignons	6

1. Dans un petit bol, mélanger le fromage, la chapelure, le persil et le sel, au goût.
2. Enlever les tiges des champignons. À l'aide d'une cuiller, enlever les lamelles de la tête des champignons afin de dégager un espace pour la garniture. Répartir une quantité généreuse de la préparation au fromage entre les têtes.
3. Déposer sur la tôle à biscuits et faire cuire dans le four préchauffé pendant 15 à 20 minutes, ou jusqu'à ce que le fromage soit fondu et que les champignons soient tendres.

Goûter au concombre frais

DONNE 48 AMUSE-GUEULES

■ ■ ■

Trucs

Les déposer sur un lit de jeunes épinards s'ils sont servis comme amuse-gueules.

Peler les concombres si vous trouvez leur pelure difficile à digérer.

2	gros concombres anglais	2
24	tranches de poitrine de dinde fumée ou de poitrine de poulet fumée extramaigre	24

1. Couper les concombres en tranches épaisses de 1 cm (1/2 po)
2. Enrober chaque tranche de concombre d'une tranche de charcuterie et la fixer avec un cure-dents.

DONNE 24 AMUSE-GUEULES

...

Pointes de pita croustillantes

Ces pointes remplacent avantageusement le pain à l' ail.
Elles sont plus légères et sont agrémentées d' un soupçon d' ail.

- Préchauffer le four à 180 °C (350 °F)
- Tôle à biscuits, non graissée

1 c. à soupe	de persil séché	1 c. à soupe
1 c. à café	de basilic séché	1 c. à thé
½ c. à café	de fromage romano ou parmesan, fraîchement râpé	½ c. à thé
¼ de c. à café	d'ail en poudre (facultatif, si toléré)	¼ de c. à thé
3	grands pains pitas (n'importe quelle sorte), coupés en pointes	3

Capsule santé

Ces pains pitas regorgent de saveur et accompagnent très bien les trempettes et les tartinades. Ils sont riches en glucides, contiennent des protéines et des traces de vitamine B. Le fromage et la touche d' ail se mélangent bien aux fines herbes, dont le parfum est intensifié par la cuisson au four. Cette recette devrait être bien tolérée par les gens qui souffrent de brûlures d' estomac.

1. Parsemer les pointes de pita de persil, basilic, fromage et ail en poudre (si utilisé). Disposer en une seule couche sur la tôle à biscuits et faire cuire dans le four préchauffé pendant 5 minutes, ou jusqu'à qu'elles soient assez croustillantes.

- **Variante** Utiliser des tortillas de farine aromatisées aux épinards au lieu de pita.

Pain aux épinards à la sicilienne

...

Accompagnez cet amuse-gueule savoureux d' une soupe minestrone pour un festin à la sicilienne authentique!

- Préchauffer le four à 190 °C (375 °F)

1 c. à soupe	d'huile d'olive extravierge	1 c. à soupe
300 g	d'épinards frais, parés, hachés menu	10 oz
80 ml	d'oignons verts, hachés (si tolérés)	1/3 de tasse
1/2 c. à café	d'ail en poudre (facultatif, si toléré)	1/2 c. à thé
	Sel	
1	grosse baguette de pain	1
30 g	de margarine allégée	2 c. à soupe
125 ml	de mozzarella faible en gras, râpée	1/2 tasse

1. Dans une casserole moyenne, faire chauffer l'huile à feu vif. Faire revenir les épinards, les oignons verts (si utilisés), l'ail en poudre (si utilisé) et le sel, au goût, pendant 5 à 7 minutes, ou jusqu'à ce que les épinards soient flétris. Retirer la casserole du feu.

2. Trancher la baguette en deux sur la longueur. Tartiner les deux moitiés de margarine et de la préparation aux épinards. Parsemer de fromage.

3. Faire un sandwich avec les deux moitiés, les garnitures du dessus l'une contre l'autre et envelopper de papier aluminium. Faire cuire dans le four préchauffé pendant 10 minutes. Ouvrir le papier aluminium et faire cuire 5 minutes de plus, ou jusqu'à ce que le pain soit chaud. Couper en tranches de 5 cm (2 po) d'épaisseur.

Crostini au pesto

Donne 15 à 20 pièces

...

Truc
Utiliser une plus grande quantité de pesto.

Les gens qui souffrent de reflux acide peuvent tirer avantage du pesto fait à partir de fines herbes fraîches. Le basilic est réputé pour calmer les troubles gastriques et dissiper les gaz intestinaux.

- Préchauffer le four à 220 °C (425 °F)
- Tôle à biscuits, légèrement graissée

1/2	**grosse baguette de pain**	1/2
2	**poivrons rouges, grillés, émincés**	2
125 ml	**de Pesto (voir recette, page 218)**	1/2 tasse
2 c. à soupe	**de fromage romano, fraîchement râpé**	2 c. à soupe

Capsule santé
Quelle explosion de saveurs! La texture croustillante de la baguette se marie bien aux tendres poivrons rouges grillés, au fromage savoureux et à la saveur riche de l' huile d' olive. Les principaux nutriments de cet amuse-gueule sont les vitamines B, de nombreux minéraux et les glucides du pain. La combinaison des différentes saveurs et textures de cette recette est très appétissante et devrait être bien tolérée si vous souffrez de brûlures d' estomac et de reflux acide.

1. Couper la baguette en tranches de 2,5 cm (1 po) d'épaisseur. Déposer à la cuiller 1/2 c. à café (à thé) de poivron rouge émincé et 1/2 c. à café (à thé) de pesto sur chaque tranche, en veillant à bien couvrir le pain. Parsemer de fromage.

2. Disposer les tranches sur la tôle à biscuits préparée et faire cuire au four préchauffé pendant 2 à 3 minutes, ou jusqu'à ce que le dessus soit doré.

- **Variante** Ajouter des courgettes grillées, taillées en allumettes.

Soupes

Bouillon de poulet

DONNE ENVIRON 2,25 LITRES
(9 TASSES)

• • •

Trucs
Coupez les légumes cuits
et servez-les sur un lit
de riz vapeur.

Servez-vous des
poitrines de poulet cuites
pour la recette des
Roulés au poulet
(voir recette, page 147)

450 g	de poitrines de poulet, non désossées, peau et gras enlevés	1 lb
4	branches de céleri, avec les feuilles	4
4	carottes, pelées et coupées en deux	4
2	oignons (facultatif, si tolérés)	2
2	feuilles de laurier	2
1	panais, pelé et coupé en deux	1
	Persil frais	
	Sel	

Capsule santé
La soupe au poulet a-t-elle des propriétés médicinales? Faites-en l'essai! Cette soupe douce est un amalgame de saveurs provenant du poulet, des feuilles de laurier, du persil, de sel, du céleri, des carottes, des oignons et du panais. Parmi les bienfaits nutritifs de cette soupe, notons la quantité réduite de sel et de potassium. Si vous avez des brûlures d'estomac, vous devriez être en mesure de déguster cette soupe sans problème.

1. Mettre le poulet, le céleri, les carottes, les oignons (si utilisés), les feuilles de laurier, le panais, le persil et le sel, au goût, dans une grande marmite avec 3 litres (12 tasses) d'eau, ou en quantité suffisante pour couvrir tous les ingrédients. Porter à ébullition à feu vif. Baisser le feu à moyen-doux et laisser mijoter, à mi-couvert, pendant 1 1/2 heure, jusqu'à ce que le bouillon soit savoureux et que le liquide ait réduit d'environ d'un quart. Filtrer le bouillon à l'aide d'une passoire fine placée au-dessus d'un grand bol (le poulet et les légumes peuvent servir à d'autres recettes).

▪ **Préparer à l'avance** Se conserve jusqu'à 4 jours au réfrigérateur ou jusqu'à 3 mois au congélateur dans un contenant hermétique.

Bouillon de légumes

Truc
Si vous tolérez les tomates jaunes, ajoutez-en une, coupée en quartiers et épépinée. Les tomates jaunes sont moins acides que les variétés habituelles.

Ce bouillon léger est une excellente base pour les soupes aux légumes consistantes.

3	**carottes, pelées et coupées en deux**	3
3	**branches de céleri, avec les feuilles**	3
2	**pommes de terre, pelées**	2
2	**feuilles de laurier**	2
1	**oignon (facultatif, si toléré)**	1
1	**panais, pelé et coupé en deux**	1
	Persil frais	
	Sel	

1. Mettre les carottes, le céleri, les pommes de terre, les feuilles de laurier, l'oignon (si utilisé), le panais, le persil et le sel, au goût, dans une grande marmite avec 2,5 litres (10 tasses) d'eau. Porter à ébullition à feu vif. Baisser le feu à moyen-doux et laisser mijoter, à mi-couvert, pendant 1 1/2 heure, jusqu'à ce que le bouillon soit savoureux et que le liquide ait réduit d'environ un cinquième. Filtrer le bouillon à l'aide d'une passoire fine placée au-dessus d'un grand bol.

• **Préparer à l'avance** Se conserve jusqu'à 4 jours au réfrigérateur ou jusqu'à 3 mois au congélateur dans un contenant hermétique.

4 À 6 PORTIONS

Soupe hivernale

• • •

Truc

Si vous ne trouvez pas
de navet surgelé, utilisez
la même quantité de navet
ou de rutabaga frais,
pelé et coupé en dés que vous
ajouterez au bouillon
en même temps que
les autres légumes.

1,25 litre	de bouillon de légumes (du commerce, ou voir recette, page 155)	5 tasses
3	carottes, pelées et tranchées mince	3
3	pommes de terre, pelées et tranchées mince	3
2	feuilles de laurier	2
250 ml	de feuilles de chou vert, émincées	1 tasse
2 c. à soupe	de persil frais, ciselé	2 c. à soupe
125 ml	de navet surgelé, en dés	1/2 tasse
	Sel	

1. Dans une grande casserole, porter à ébullition le bouillon à feu vif. Ajouter les carottes, les pommes de terre, les feuilles de laurier, les feuilles de chou, le persil et le sel, au goût. Baisser le feu à moyen-doux et laisser mijoter, à mi-couvert, pendant 30 minutes, jusqu'à ce que les légumes soient tendres et un peu croquants. Ajouter le navet et laisser mijoter pendant 10 minutes, jusqu'à ce qu'il soit tendre. Jeter les feuilles de laurier.

Soupe à la courge et aux carottes

Truc

Si vous préférez, remplacez le gingembre moulu par un morceau de 1 cm (¹/₂ po) de gingembre frais, pelé et émincé.

Capsule santé

Les légumes, cuits et réduits en une purée veloutée, sont une source riche de bêta-carotène, un antioxydant précurseur de la vitamine A, ainsi que d'autres vitamines et minéraux. La petite quantité de lait ajoute un peu de protéines et de calcium à la soupe. Si vous souffrez de brûlures d'estomac et de reflux acide, cette soupe sera apaisante et succulente. Si les produits laitiers vous causent problème, remplacez le lait par du lait faible en lactose ou du lait de soja nature.

Cette soupe d'un bel orange intense regorge de vitamines essentielles.

2	**carottes, pelées et tranchées mince**	**2**
1 litre	**de courge musquée, pelée et coupée en dés**	**4 tasses**
750 ml	**de bouillon de légumes (du commerce ou voir recette, page 155)**	**3 tasses**
¹/₄ de c. à café	**de gingembre moulu**	**¹/₄ de c. à thé**
¹/₄ de c. à café	**d'oignon en poudre (facultatif, si toléré)**	**¹/₄ de c. à thé**
4 c. à soupe	**de lait écrémé ou de lait écrémé faible en lactose**	**¹/₄ de tasse**
	Coriandre fraîche, ciselée	

1. Vaporiser une grande poêle d'huile de cuisson végétale et faire chauffer à feu moyen-vif. Faire revenir les carottes et la courge pendant 5 minutes, jusqu'à ce qu'elles soient tendres et un peu croquantes. Ajouter le bouillon, le gingembre et l'oignon en poudre (si utilisé) ; porter à ébullition. Baisser le feu à moyen-doux et laisser mijoter, à mi-couvert, pendant 30 minutes, ou jusqu'à ce que les légumes soient tendres. Retirer du feu et laisser refroidir.

2. Verser la soupe dans le mélangeur et réduire en purée à intensité moyenne jusqu'à l'obtention d'une consistance lisse. Remettre dans la casserole et faire réchauffer à feu doux. Incorporer, en remuant, le lait et la coriandre, au goût ; laisser mijoter pendant 3 à 5 minutes, ou jusqu'à ce que la soupe soit bien chaude.

- **Préparer à l'avance** Se conserve jusqu'à 4 jours au réfrigérateur ou jusqu'à 3 mois au congélateur dans un contenant hermétique.

Soupe à l'italienne

• • •

Trucs

Les haricots romains sont également connus sous le nom de «haricots canneberges».

L'ail a une saveur très prononcée et peut entraîner des brûlures d'estomac chez les personnes qui souffrent de reflux acide. Cuisiner avec des gousses d'ail entières ajoute de la saveur à la soupe sans qu'il soit nécessaire de les manger.

Cette soupe consistante est une adaptation d'une recette italienne populaire. Servir avec du pain italien chaud pour tremper.

1 c. à café	d'huile d'olive extravierge	1 c. à thé
2	carottes, pelées et tranchés mince	2
1	gousse d'ail entière (facultatif, selon la tolérance)	1
1 litre	de scarole, hachée grossièrement	4 tasses
625 ml	de bouillon de poulet (du commerce, ou voir recette, page 154)	2 ½ tasses
1 c. à soupe	de persil frais, ciselé	1 c. à soupe
1 c. à café	de basilic frais, ciselé	1 c. à thé
400 g	de haricots romains en conserve, égouttés et rincés	14 oz

1. Dans une casserole moyenne, faire chauffer l'huile à feu moyen-vif. Faire revenir les carottes et l'ail (si utilisé) pendant 3 à 4 minutes, ou jusqu'à ce que les carottes soient un peu ramollies. Ajouter la scarole, le bouillon, le persil et le basilic ; porter à ébullition. Baisser le feu à moyen-doux et laisser mijoter, à mi-couvert, pendant 30 minutes, ou jusqu'à ce que les légumes soient tendres. Ajouter les haricots et laisser mijoter pendant 5 minutes, ou jusqu'à ce que la soupe soit bien chaude. Jeter la gousse d'ail.

- **Variante** Si les haricots sont mal tolérés, les remplacer par 2 pommes de terre de grosseur moyenne, pelées et coupées en dés, ajoutées au bouillon au même moment que les carottes.

- **Préparer à l'avance** Se conserve jusqu'à 4 jours au réfrigérateur ou jusqu'à 3 mois au congélateur dans un contenant hermétique.

Soupe au poulet et aux nouilles

...

2	feuilles de laurier	2
1	oignon (facultatif, si toléré)	1
450 g	de poitrines de poulet (non désossées), peau et gras enlevés	1 lb
	Persil frais	
	Sel	
3	grosses carottes, pelées et coupées en tranches de 1 cm (1/2 po) d'épaisseur	3
2	branches de céleri (avec feuilles), coupées en tranches de 1 cm (1/2 po) d'épaisseur	2
175 g	de nouilles (n'importe quel type)	6 oz

1. Mettre les feuilles de laurier, l'oignon (si utilisé), le poulet, le persil et le sel, au goût, dans une grande marmite avec 2 litres (8 tasses) d'eau, et porter à ébullition à feu vif. Baisser le feu à moyen-doux et laisser mijoter, à mi-couvert, pendant 1 heure, ou jusqu'à ce que le poulet soit cuit. Ajouter les carottes et le céleri ; laisser mijoter pendant 20 à 25 minutes, ou jusqu'à ce qu'ils soient tendres.

2. Entre-temps, porter à ébullition une casserole moyenne d'eau salée à feu vif et faire cuire les nouilles selon les directives de l'emballage. Égoutter et réserver.

3. Retirer le poulet, l'oignon et les feuilles de laurier du bouillon. Jeter l'oignon et les feuilles de laurier. Désosser le poulet et le couper en tranches minces. Mettre le poulet dans le bouillon et ajouter les nouilles. Servir immédiatement.

- **Variante** Ajouter 1 panais, pelé et coupé en tranches de 1 cm (1/2 po), au céleri et aux carottes.

- **Préparer à l'avance** Se conserve jusqu'à 4 jours au réfrigérateur ou jusqu'à 3 mois au congélateur dans un contenant hermétique.

Minestrone

4 À 6 PORTIONS

• • •

Trucs
Remplacez les haricots romains
par des haricots blancs,
si vous préférez.

L'oignon en poudre est
habituellement mieux toléré que
l'oignon émincé. Cependant,
n'hésitez pas à utiliser 125 ml
(1/2 tasse) d'oignon émincé
si vous les tolérez.

1,5 litre	de bouillon de poulet (du commerce, ou voir recette, page 154)	6 tasses
2	feuilles de laurier	2
2	carottes, pelées et hachées mince	2
1	branche de céleri, hachée mince	1
2 c. à soupe	de persil frais, ciselé	2 c. à soupe
1/4 de c. à café	d'oignon en poudre (facultatif, selon la tolérance)	1/4 de c. à thé
750 ml	d'épinards frais, hachés grossièrement	3 tasses
250 ml	de haricots romains en conserve, égouttés et rincés	1 tasse
125 ml	de pâtes en forme d'étoile	1/2 tasse
	Sel	

1. Dans une grande casserole, porter à ébullition le bouillon à feu vif. Ajouter les feuilles de laurier, les carottes, le céleri, le persil et l'oignon en poudre (si utilisé). Baisser le feu à moyen-doux et laisser mijoter, à mi-couvert, pendant 30 minutes, ou jusqu'à ce que les légumes soient tendres. Ajouter les épinards et les haricots ; laisser mijoter pendant 5 à 10 minutes, ou jusqu'à ce que les épinards soient flétris.

2. Ajouter les pâtes, retirer la casserole du feu et bien la couvrir. Les pâtes mettront environ 25 minutes à prendre de l'expansion et à cuire dans le liquide chaud. Jeter les feuilles de laurier.

▪ **Préparer à l'avance** Se conserve jusqu'à 4 jours au réfrigérateur ou jusqu'à 3 mois au congélateur dans un contenant hermétique.

Soupe aux pois verts rapide et facile

3 À 4 PORTIONS

...

Truc
Si vous préférez le persil, utilisez-le à la place de la coriandre.

1 c. à café	de margarine allégée	1 c. à thé
1	grosse carotte, pelée et tranchée mince	1
4 c. à soupe	d'oignon rouge, émincé (facultatif, selon la tolérance)	¼ de tasse
500 ml	de pois verts surgelés, décongelés	2 tasses
500 ml	de bouillon de légumes (du commerce, ou voir recette, page 155)	2 tasses
	Coriandre fraîche, ciselée	
	Sel	
125 ml	de lait demi-écrémé (1%) ou demi-écrémé sans lactose	½ tasse

Capsule santé
Cette soupe, délicieuse, facile à préparer et dont les pois surgelés sont l'ingrédient principal, est une excellente source de nutriments. Les pois sont une source de fibres alimentaires solubles et insolubles, de protéines et de plusieurs minéraux et vitamines; ils sont également faciles à digérer et bien tolérés par les gens qui souffrent de reflux acide.

1. Dans une casserole moyenne, faire fondre la margarine à feu moyen-vif. Faire revenir la carotte et l'oignon (si utilisé) pendant 3 à 5 minutes, ou jusqu'à ce qu'ils soient tendres. Ajouter les pois, le bouillon, la coriandre et le sel, au goût; porter à ébullition. Baisser le feu à moyen-doux et laisser mijoter, à mi-couvert, pendant 15 minutes, ou jusqu'à ce que les pois soient tendres. Retirer du feu et laisser refroidir.

2. Verser la soupe dans le mélangeur et, à vitesse moyenne, réduire en purée jusqu'à consistance lisse. Remettre dans la casserole et faire réchauffer à feu doux. Incorporer graduellement le lait en remuant et laisser mijoter pendant 5 minutes, ou jusqu'à ce qu'elle soit bien chaude.

- **Préparer à l'avance** Se conserve jusqu'à 4 jours au réfrigérateur ou jusqu'à 3 mois au congélateur dans un contenant hermétique.

4 À 6 PORTIONS

...

Potage Parmentier velouté

Ce potage est une version allégée d'une recette originalement faite avec de la crème extra riche en matières grasses et une quantité excessive de poireaux.

250 ml	de poireaux (parties blanche et vert pâle seulement)	1 tasse
4	grosses pommes de terre, pelées et coupées en dés	4
2	carottes, pelées et tranchées mince	2
1	branche de céleri, tranchée mince	1
875 ml	de bouillon de légumes (du commerce, ou voir recette, page 155)	3 ½ tasses
2	feuilles de laurier	2
3 c. à soupe	de persil frais, ciselé	3 c. à soupe
1 c. à soupe	de basilic frais, ciselé	1 c. à soupe
	Sel	
250 ml	de lait demi-écrémé (1%) ou demi-écrémé sans lactose	1 tasse

1. Vaporiser une grande casserole d'huile de cuisson végétale et faire chauffer à feu vif. Faire revenir les poireaux, pendant 2 à 3 minutes, jusqu'à ce qu'ils soient tendres. Ajouter les pommes de terre, les carottes et le céleri ; faire revenir pendant 2 à 3 minutes de plus, jusqu'à qu'ils soient légèrement attendris. Ajouter le bouillon, les feuilles de laurier, le persil, le basilic et le sel, au goût ; porter à ébullition. Baisser le feu à moyen-doux et laisser mijoter, à mi-couvert, pendant 30 à 40 minutes, jusqu'à ce que les légumes soient tendres. Retirer du feu et incorporer graduellement le lait en remuant. Jeter les feuilles de laurier.

- **Variante** Ajouter 125 ml (1/2 tasse) de haricots verts frais ou surgelés aux pommes de terre.

Soupe au fenouil

· · ·

Trucs

Si des haricots blancs secs sont utilisés, réduisez la quantité à 125 ml (1/2 tasse). Mettez les haricots dans un bol, couvrez-les d'eau et laissez-les tremper toute la nuit avant de les égoutter et les rincer. Mettez-les dans une casserole remplie d'eau froide et portez à ébullition. Faites bouillir pendant environ 30 minutes. Égouttez-les avant de les ajouter à la soupe.

Capsule santé

La texture tendre des haricots est un bon complément à celle, plus ferme, des principaux légumes. La douceur du fenouil rappelle celle de l'anis et il est facile à digérer, tandis que les deux légumes sont une source importante de protéines, de fibres, de vitamines et de minéraux.

Le fenouil est reconnu pour ses propriétés digestives. Cette soupe est donc précieuse quand les brûlures d'estomac sont difficiles à tolérer.

1,25 litre	de bouillon de poulet (du commerce, ou voir recette, page 154)	5 tasses
2	carottes, pelées et tranchées mince	2
1	feuille de laurier	1
750 ml	de bulbes de fenouil, hachés	3 tasses
3 c. à soupe	de persil frais, ciselé	3 c. à soupe
1/2 c. à café	d'origan frais, ciselé	1/2 c. à thé
1/4 de c. à café	d'oignon en poudre (facultatif, selon la tolérance)	1/4 de c. à thé
	Sel	
250 ml	de haricots blancs en conserve, égouttés et rincés	1 tasse

1. Dans une grande casserole, porter à ébullition le bouillon à feu vif. Ajouter les carottes, la feuille de laurier, le fenouil, le persil, l'origan, l'oignon en poudre (si utilisé) et le sel, au goût. Baisser le feu à moyen-doux et laisser mijoter, à mi-couvert, pendant 35 minutes, ou jusqu'à ce que les légumes soient tendres. Ajouter les haricots et laisser mijoter pendant 10 minutes, jusqu'à ce qu'ils soient bien chauds. Jeter la feuille de laurier.

▪ **Préparer à l'avance** Se conserve jusqu'à 4 jours au réfrigérateur ou jusqu'à 3 mois au congélateur dans un contenant hermétique.

Chaudrée de crabe

...

3	grosses pommes de terre, pelées et hachées	3
2	carottes, pelées et tranchées mince	2
1	branche de céleri, tranchée mince	1
500 ml	de bouillon de légumes (du commerce, ou voir recette, page 155)	2 tasses
2 c. à soupe	de persil frais, ciselé	2 c. à soupe
1/4 de c. à café	d'oignon en poudre (facultatif, selon la tolérance)	1/4 de c. à thé
	Sel	
200 g	de chair de crabe en conserve, égouttée	7 oz
125 ml	de lait demi-écrémé (1%) ou demi-écrémé sans lactose	1/2 tasse
1 c. à soupe	de farine	1 c. à soupe

1. Vaporiser une casserole de taille moyenne d'huile de cuisson végétale et faire chauffer à feu vif. Faire revenir les pommes de terre, les carottes et le céleri pendant 3 à 5 minutes, ou jusqu'à ce que les légumes soient légèrement attendris. Ajouter le bouillon, le persil, l'oignon en poudre (si utilisé) et le sel, au goût. Baisser le feu à moyen-doux et laisser mijoter, à mi-couvert, pendant 35 minutes, ou jusqu'à ce que les légumes soient tendres.

2. Dans un petit bol, battre au fouet le crabe, le lait et la farine jusqu'à l'obtention d'une crème onctueuse. Ajouter graduellement à la casserole et laisser mijoter pendant environ 10 minutes, en remuant fréquemment pour éviter les grumeaux, jusqu'à ce que la chaudrée ait épaissi.

- **Variante** Ajouter 125 ml (1/2 tasse) de crevettes miniatures déveinées à la chair de crabe.

4 À 6 PORTIONS

...

Soupe aux lentilles

1,5 litre	de bouillon de légumes (du commerce, ou voir recette, page 155)	6 tasses
2	carottes, pelées et tranchées mince	2
1	branche de céleri, tranchée mince	1
250 ml	de lentilles vertes ou brunes séchées, rincées	1 tasse
2 c. à soupe	de persil frais, ciselé	2 c. à soupe
1/4 de c. à café	d'oignon en poudre (facultatif, selon la tolérance)	1/4 de c. à thé
	Sel	
500 ml	d'épinards frais, finement tranchés	2 tasses

1. Dans une grande casserole, porter à ébullition le bouillon à feu vif. Ajouter les carottes, le céleri, les lentilles, le persil, l'oignon en poudre (si utilisé) et du sel, au goût. Baisser le feu à moyen-doux et laisser mijoter, à mi-couvert, pendant 35 minutes, ou jusqu'à ce que les légumes soient tendres. Ajouter les épinards et laisser mijoter pendant 10 minutes, ou jusqu'à ce que les épinards soient flétris.

▪ **Variante** Ajouter 60 ml (1/4 de tasse) de pommes de terre hachées grossièrement aux carottes.

Capsule santé

Cette soupe santé est une combinaison intéressante de légumes savoureux, compléments parfaits des lentilles. En plus de plaire à tous, elle est une excellente source de protéines, de fibres solubles, de fer et d'une variété de vitamines et de minéraux supplémentaires. Si vous souffrez de brûlures d'estomac et de reflux acide, cette soupe est un bon choix de repas ou de collation.

Bortsch

• • •

Trucs

Garnir de crème sure (aigre)
sans gras, si désiré.

Les graines de carvi sont
reconnues pour leurs propriétés
antiflatulences et elles calment
le tube digestif.

2	betteraves (avec la pelure)	2
1 c. à café	d'huile de canola	1 c. à thé
2	carottes, pelées et tranchées mince	2
2	pommes de terre moyennes, pelées et râpées	2
375 ml	de chou rouge, râpé	1 ½ tasse
1 litre	de bouillon de légumes (du commerce, ou voir recette, page 155)	4 tasses
1 c. à soupe	de persil frais, ciselé	1 c. à soupe
¼ de c. à café	de graines de carvi	¼ de c. à thé
	Sel	

1. Dans une casserole d'eau bouillante, faire cuire les betteraves pendant 1 heure, ou jusqu'à ce qu'elles soient tendres. Laisser refroidir légèrement. Peler, râper et réserver.

2. Entre-temps, dans une grande casserole, faire chauffer l'huile à feu moyen-vif. Faire revenir les carottes, les pommes de terre et le chou pendant 2 à 3 minutes, ou jusqu'à ce que les légumes soient tout juste tendres. Ajouter le bouillon, le persil, les graines de carvi et le sel, au goût ; porter à ébullition. Baisser le feu à moyen-doux et laisser mijoter, à mi-couvert, pendant 25 minutes, ou jusqu'à ce que les légumes soient tendres. Ajouter les betteraves râpées avec leur jus ; laisser mijoter pendant 10 minutes, jusqu'à ce qu'elles soient bien chaudes.

- **Variante** Pour une soupe crémeuse, réduire en purée dans le mélangeur jusqu'à l'obtention d'une consistance lisse.

- **Préparer à l'avance** Se conserve jusqu'à 4 jours au réfrigérateur ou jusqu'à 3 mois au congélateur dans un contenant hermétique.

Soupe aux haricots noirs à la mexicaine

Truc
Garnir de crème sure (aigre)
sans gras, si désiré.

Enfin, vous pouvez savourer des mets mexicains, sans souffrir des brûlures d'estomac qui les accompagnent!

4 à 5	tranches de bacon de poulet	4 à 5
1 c. à soupe	d'huile végétale	1 c. à soupe
1	carotte, pelée et tranchée mince	1
80 ml	d'oignons verts, tranchés mince (facultatif, selon la tolérance)	⅓ de tasse
250 ml	de haricots noirs en conserve, égouttés, divisés en deux portions	1 tasse
750 ml	de bouillon de légumes (du commerce, ou voir recette, page 155)	3 tasses
125 ml	de grains de maïs, égouttés, décongelés si surgelés	½ tasse
2 c. à soupe	de coriandre fraîche, ciselée	2 c. à soupe
¼ de c. à café	de cumin moulu	¼ de c. à thé

1. Vaporiser une petite poêle d'huile de cuisson végétale et faire chauffer à feu vif. Faire revenir le bacon de poulet pendant 2 à 3 minutes, ou jusqu'à ce qu'il soit croustillant. Émietter et réserver.

2. Dans une grande casserole, faire chauffer l'huile végétale à feu moyen. Faire revenir la carotte et les oignons verts (si utilisés) pendant 2 à 3 minutes, ou jusqu'à ce qu'ils soient tout juste tendres.

- **Préparer à l'avance**
Se conserve pendant 4 jours au réfrigérateur ou jusqu'à 3 mois au congélateur dans un contenant hermétique.

3. Écraser 125 ml (½ tasse) des haricots noirs à l'aide d'une fourchette et ajouter à la poêle, en remuant bien. Ajouter le bouillon, le maïs et les 125 ml (½ tasse) de haricots non écrasés, la coriandre et le cumin; porter à ébullition. Baisser le feu à moyen-doux et laisser mijoter, à mi-couvert, pendant 25 minutes, jusqu'à ce que les carottes soient tendres. Incorporer en remuant le bacon et laisser mijoter pendant 5 minutes.

Soupe aux pois cassés

4 À 6 PORTIONS

• • •

Truc

Si désiré, remplacez le bacon de poulet par du bacon de dinde.

La soupe devrait être de consistance épaisse.

Cette soupe est habituellement préparée avec du porc, ce qui constitue un apport en matière grasse important à votre alimentation. Le bacon au poulet lui donne une bonne saveur fumée, et une moins grande quantité de gras.

3 à 4	tranches de bacon de poulet	3 à 4
1 litre	de bouillon de poulet (du commerce, ou voir recette, page 154)	4 tasses
1	carotte, pelée et coupée en tranches minces	1
250 ml	de pois cassés jaunes, séchés	1 tasse
1 c. à soupe	de persil frais, ciselé	1 c. à soupe
	Sel	
125 ml	de courgette pelée, hachée	1/2 tasse

Capsule santé

Cette variante de la soupe typiquement québécoise fournit un substitut plus faible en gras du bacon fumé ; la courgette se marie bien aux pois jaunes, à la carotte et au persil. La soupe de pois cassés est nutritive et elle est une source importante de protéines, de fibres solubles, de vitamines et de minéraux. Elle convient bien également aux gens qui souffrent de reflux acide.

1. Vaporiser une petite poêle d'huile de cuisson végétale et faire chauffer à feu vif. Faire revenir le bacon de poulet pendant 2 à 3 minutes, ou jusqu'à ce qu'il soit croustillant. Émietter et réserver.

2. Dans une grande casserole, porter à ébullition le bouillon de poulet à feu vif. Ajouter la carotte, les pois, le persil et le sel, au goût. Baisser le feu à moyen-doux et laisser mijoter, à mi-couvert, pendant 30 minutes. Ajouter la courgette et laisser mijoter, à mi-couvert, pendant 10 minutes, ou jusqu'à ce qu'elle soit tendre.

▪ **Préparer à l'avance** Se conserve jusqu'à 4 jours au réfrigérateur ou jusqu'à 3 mois au congélateur dans un contenant hermétique.

Soupe aux nouilles asiatique

3 À 4 PORTIONS

• • •

Trucs

Faites tremper les champignons dans de l'eau pendant 2 à 3 minutes, ou jusqu'à ce qu'ils soient gonflés.

Les nouilles de riz peuvent parfois devenir très longues et filandreuses. Elles peuvent être coupées en deux avant d'être cuites.

1 c. à soupe	d'huile végétale	1 c. à soupe
250 ml	de pois mange-tout, parés	1 tasse
125 ml	de carottes pelées, râpées	½ tasse
125 ml	de pousses de bambou en conserve, égouttées	½ tasse
125 ml	de tofu extra-ferme, en dés	½ tasse
125 ml	de champignons chinois séchés, trempés (voir Trucs ci-contre)	½ tasse
225 g	de crevettes surgelées, décongelées, décortiquées et déveinées	½ lb
l litre	de bouillon de légumes (du commerce, ou voir recette, page 155)	4 tasses
2 c. à soupe	de coriandre fraîche, ciselée	2 c. à soupe
1 c. à soupe	de sauce soja faible en sodium	1 c. à soupe
125 g	de nouilles de riz	¼ de lb

1. Dans une grande casserole, faire chauffer l'huile à feu vif. Faire revenir les pois mange-tout, les carottes, les pousses de bambou, le tofu et les champignons, pendant 2 à 3 minutes, ou jusqu'à ce que les légumes soient tendres. Ajouter les crevettes, le bouillon, la coriandre et la sauce soja, et porter à ébullition. Baisser le feu à moyen-doux et laisser mijoter, à mi-couvert, pendant 10 minutes. Ajouter les nouilles de riz et laisser mijoter pendant 5 minutes, ou jusqu'à ce qu'elles soient tendres. Servir immédiatement

▪ **Variante** Remplacer les nouilles de riz par des nouilles faites à partir de blancs d'œufs.

Salades et sandwichs

Salade Waldorf

2 À 3 PORTIONS

▪ ▪ ▪

Truc

Si vous êtes amateur de noix, remplacez les graines de tournesol par des noix de Grenoble. Celles-ci sont moins acides que la plupart des noix et donc plus faciles à digérer.

L'ajout de fenouil rend cette salade, unique en son genre, plus douce pour l'estomac que la version traditionnelle

12	raisins mauves sans pépins, coupés en deux sur la longueur	12
1	pomme, pelée et coupée en dés	1
250 ml	de bulbe de fenouil, haché grossièrement	1 tasse
1 c. à soupe	de persil frais, ciselé	1 c. à soupe
2 c. à café	de graines de tournesol, non salées (facultatif)	2 c. à thé
2 c. à café	de mayonnaise sans gras	2 c. à thé
1/4 de c. à café	d'aneth séché	1/4 de c. à thé
	Laitue romaine	

1. Dans un bol moyen, combiner les raisins, la pomme, le fenouil, le persil, les graines de tournesol (si utilisées), la mayonnaise et l'aneth. Servir sur un lit de feuilles de laitue romaine.

Salade de chou crémeuse

· · ·

Truc
Si vous préférez une salade avec de plus gros morceaux, coupez les choux en lanières au lieu de les râper.

Les raisins secs donnent à cette salade rafraîchissante un léger goût sucré.

1	**grosse carotte, pelée et râpée**	1
750 ml	**de chou vert, râpé**	3 tasses
250 ml	**de chou rouge, râpé**	1 tasse
4 c. à soupe	**de raisins de Smyrne**	1/4 de tasse
3 c. à soupe	**de mayonnaise sans gras**	3 c. à soupe
Pincée	**de graines de pavot**	Pincée
	Persil frais, ciselé	
	Sel	

1. Dans un grand bol, combiner la carotte, le chou vert et le chou rouge, les raisins secs, la mayonnaise, les graines de pavot, le persil et le sel, au goût. Couvrir et réfrigérer pendant au moins 1 heure pour permettre aux différentes saveurs de se mêler.

- **Préparer à l'avance** Se conserve jusqu'à 4 jours au réfrigérateur dans un contenant hermétique.

Salade de pâtes

4 À 6 PORTIONS

...

Trucs

Utilisez des pâtes de couleurs différentes pour une salade encore plus appétissante.

Ajoutez 1 c. à café (à thé) d'huile d'olive extravierge aux pâtes pendant qu'elles refroidissent pour les empêcher de devenir collantes.

225 g	de pâtes au choix	¹/₂ lb
1 litre	de légumes assortis surgelés, cuits à la vapeur et refroidis	4 tasses
3 c. à soupe	de mayonnaise sans gras	3 c. à soupe
2 c. à soupe	de fromage faible en gras au choix, râpé	2 c. à soupe
2 c. à soupe	de persil frais, ciselé	2 c. à soupe
2 c. à soupe	de lait écrémé ou de lait écrémé sans lactose	2 c. à soupe
	Sel	

1. Faire cuire les pâtes selon les directives sur l'emballage. Égoutter et laisser refroidir.
2. Dans un grand bol, combiner les pâtes, les légumes, la mayonnaise, le fromage, le persil, le lait et le sel, au goût. Couvrir et réfrigérer pendant au moins 1 heure pour permettre aux différentes saveurs de se mêler.

- **Préparer à l'avance** Se conserve jusqu'à 4 jours au réfrigérateur dans un contenant hermétique.

Salade estivale

...

Truc
Utilisez de la laitue iceberg
à la place des jeunes pousses
de laitues, si vous préférez.
Les laitues plus fibreuses,
comme la romaine, sont parfois
plus difficiles à digérer.

Le vinaigre de riz et les mandarines en conserve ne sont pas aussi acides que les autres variétés. Or, il est préférable de les éliminer entièrement s' ils vous causent des problèmes.

750 ml	de jeunes pousses de laitues	3 tasses
125 ml	de quartiers de mandarine en conserve, égouttés (facultatif, selon la tolérance)	½ tasse
125 ml	de fraises, tranchées mince	½ tasse
2 c. à soupe	de noix de Grenoble, hachées	2 c. à soupe
4 c. à soupe	d'huile d'olive extravierge	¼ de tasse
2 c. à soupe	de persil frais, ciselé	2 c. à soupe
2 c. à soupe	de vinaigre de riz (facultatif, si toléré)	2 c. à soupe
1 c. à soupe	de basilic frais, ciselé	1 c. à soupe
	Sel	

1. Dans un grand bol, combiner les jeunes pousses, les quartiers de mandarine (si utilisés), les fraises et les noix de Grenoble.
2. Dans un petit bol, fouetter ensemble l'huile, le persil, le vinaigre (si utilisé), le basilic et le sel, au goût. Verser sur la préparation de jeunes pousses de laitues et de mandarine et bien remuer.

▪ **Préparer à l'avance** Se conserve jusqu'à 2 jours au réfrigérateur dans un contenant hermétique.

3 À 4 PORTIONS

Salade de pommes de terre

• • •

Truc
Remplacez les oignons verts
par 2 c. à soupe de ciboulette,
si elle est bien tolérée.

5	pommes de terre, non pelées	5
3	blancs d'œufs durs, tranchés	3
125 ml	de carottes, pelées et râpées	½ tasse
3 c. à soupe	de mayonnaise sans gras	3 c. à soupe
2 c. à soupe	de persil frais, ciselé	2 c. à soupe
1 c. à soupe	d'oignons verts, ciselés (facultatif, si tolérés)	1 c. à soupe
	Sel	

1. Dans une grande casserole d'eau bouillante salée, faire cuire les pommes de terre à feu vif pendant 20 minutes, ou jusqu'à ce qu'elles soient tendres. Égoutter et laisser refroidir. Les peler et les couper en cubes de 2,5 cm (1 po).

2. Dans un grand bol, combiner les pommes de terre, les blancs d'œufs, les carottes, la mayonnaise, le persil, les oignons verts (si tolérés) et le sel, au goût. Couvrir et réfrigérer pendant au moins 1 heure pour permettre aux différentes saveurs de se mêler.

■ **Préparer à l'avance** Se conserve jusqu'à 4 jours au réfrigérateur dans un contenant hermétique.

3 À 4 PORTIONS

...

Salade de carottes
à la marocaine

375 ml	de carottes, pelées et râpées	1 ¹/₂ tasse
80 ml	de raisins de Smyrne	¹/₃ de tasse
2 c. à soupe	d'huile d'olive extravierge	2 c. à soupe
1 c. à café	de miel liquide	1 c. à thé
¹/₂ c. à café	de cannelle moulue	¹/₂ c. à thé
	Sel	

1. Dans un bol de taille moyenne, mélanger les carottes, les raisins secs, 4 c. à soupe d'eau, l'huile, le miel, la cannelle et le sel, au goût. Couvrir et réfrigérer pendant au moins 1 heure pour permettre aux différentes saveurs de se mêler. Servir froid.

▪ **Préparer à l'avance** Se conserve jusqu'à 4 jours au réfrigérateur dans un contenant hermétique.

...

Salade de pommes de terre et de haricots verts

Trucs

Si vous tolérez le citron fraîchement pressé, vous pouvez en ajouter 1 c. à café (à thé). Évitez-le, cependant, si vous êtes très sensible aux agrumes.

Coupez les haricots verts en morceaux de 5 cm (2 po) de longueur, si désiré.

3	grosses pommes de terre, non pelées	3
225 g	de haricots verts, extrémités enlevées	1/2 lb
80 ml	d'huile d'olive extravierge	1/3 de tasse
3 c. à soupe	de poivron rouge, coupé en petits dés	3 c. à soupe
2 c. à soupe	de ciboulette fraîche, ciselée (facultatif, si tolérée)	2 c. à soupe
2 c. à soupe	d'aneth frais, ciselé	2 c. à soupe
1/2 c. à café	de marjolaine séchée	1/2 c. à thé
	Persil frais, ciselé	
	Sel	

1. Dans une grande casserole d'eau bouillante salée, faire cuire les pommes de terre 20 minutes, jusqu'à ce qu'elles soient tendres. Égoutter et laisser refroidir. Peler et couper en cubes de 2,5 cm (1 po).

2. Entre-temps, dans une petite casserole d'eau bouillante salée, faire cuire les haricots verts à feu moyen-vif pendant 10 à 15 minutes, ou jusqu'à ce qu'ils soient tendres. Égoutter et laisser refroidir.

3. Dans un grand bol, combiner les pommes de terre, les haricots, l'huile, le poivron rouge, la ciboulette (si utilisée), l'aneth, la marjolaine, le persil et le sel, au goût. Couvrir et réfrigérer pendant au moins 1 heure pour permettre aux différentes saveurs de se mêler.

- **Préparer à l'avance** Se conserve jusqu'à 4 jours au réfrigérateur dans un contenant hermétique.

Capsule santé

La combinaison des légumes cuits et des différentes textures et fines herbes aromatiques fait de cette salade un plat d'accompagnement très intéressant. Les pommes de terre, le poivron rouge et les haricots verts sont riches en potassium, en fibres solubles et en vitamine C.

4 À 6 PORTIONS

■ ■ ■

Salade de couscous

Cette salade moyen-orientale est habituellement préparée avec une grande quantité d' huile, d' oignons et d' ail. Ici, ces ingrédients sont éliminés ou réduits considérablement pour convenir aux gens qui souffrent de reflux acide.

375 ml	de bouillon de légumes (du commerce, ou voir recette, page 155)	1 1/2 tasse
125 ml	de couscous	1/2 tasse
125 ml	de lentilles en conserve, égouttées	1/2 tasse
125 ml	de concombre, pelé et râpé	1/2 tasse
80 ml	de coriandre fraîche, ciselée	1/3 de tasse
80 ml	de persil frais, ciselé	1/3 de tasse
4 c. à soupe	de pois chiches en conserve, égouttés	1/4 de tasse
3 c. à soupe	d'huile d'olive extravierge	3 c. à soupe
1/4 de c. à café	d'ail en poudre (facultatif, si toléré)	1/4 de c. à thé
	Sel	

- **Variante** Remplacer le couscous par du boulgour, si désiré. Une fois que le bouillon se met à bouillir, ajouter le boulgour et faire cuire, couvert, pendant 10 à 15 minutes, ou jusqu'à ce que le bouillon soit absorbé.

- **Préparer à l'avance** Se conserve jusqu'à 3 jours au réfrigérateur dans un contenant hermétique.

1. Dans une petite casserole, porter à ébullition le bouillon de légumes à feu vif. Ajouter le couscous, couvrir et retirer du feu. Laisser reposer pendant 3 à 5 minutes, ou jusqu'à ce que le couscous ait absorbé le bouillon. Aérer à l'aide d'une fourchette et laisser refroidir.

2. Dans un grand bol, à l'aide d'une fourchette, combiner le couscous, les lentilles, le concombre, la coriandre, le persil, les pois chiches, l'huile, l'ail en poudre (si utilisé) et le sel, au goût. Couvrir et réfrigérer pendant au moins 3 heures pour permettre aux différentes saveurs de se mêler. Servir bien frais.

Rouleaux de printemps aux légumes

• • •

Truc
Les galettes de riz sont vendues
dans les épiceries asiatiques et
dans la section ethnique des
grands marchés d'alimentation.

La plupart des rouleaux printaniers sont cuits à grande friture, ce qui peut causer beaucoup d' inconfort à ceux qui souffrent de reflux acide. Ceux-ci sont préparés à partir de galettes de riz très minces qui ne nécessitent que 5 secondes de trempage dans de l' eau tiède. Ils sont faciles à préparer et délicieux !

- Préchauffer le barbecue à température maximale

6	champignons	6
1	poivron rouge, coupée en deux et épépiné	1
2	tiges de bok choy miniature, tranchées mince	2
250 ml	de germes de haricots	1 tasse
125 ml	de tofu, coupé en dés	1/2 tasse
2 c. à soupe	de sauce soja réduite en sel	2 c. à soupe
8	grandes galettes (feuilles) de riz rondes	8

1. Faire griller les champignons et le poivron rouge pendant 6 à 8 minutes, ou jusqu'à ce que les champignons soient tendres et que la peau du poivron rouge soit cloquée et brune. Laisser refroidir et trancher les champignons et le poivron en lanières.

2. Entre-temps, vaporiser un wok ou une poêle avec de l'huile de cuisson végétale et faire chauffer à feu vif. Faire revenir le bok choy, les germes de haricots, le tofu et la sauce soja pendant 6 à 8 minutes, ou jusqu'à ce que les légumes soient tendres. Laisser refroidir légèrement.

- **Variante** Si les galettes de riz ne sont pas disponibles, utiliser des petites crêpes de maïs ou des pains pitas.

3. Tremper chaque galette de riz, une à la fois, dans de l'eau tiède pendant 5 secondes et la mettre sur une surface plane. Déposer 2 c. à soupe de la préparation aux légumes sur le bord inférieur de chaque feuille et en replier les côtés vers le centre, sur la garniture, pour faire un rectangle. À partir du bas, façonner un rouleau pour contenir la garniture.

3 À 4 PORTIONS

...

Truc

Le tempeh (soja fermenté)
se trouve dans la section
des produits surgelés ou
réfrigérés de la plupart des
magasins d'alimentation
naturelle et dans les épiceries
d'aliments biologiques.

Sandwich au tempeh et aux légumes

225 g	de tempeh, décongelé si nécessaire	½ lb
80 ml	de poivron rouge, coupé menu	⅓ de tasse
4 c. à soupe	de carotte, pelée et râpée	¼ de tasse
4 c. à soupe	de concombre pelé, coupé en dés	¼ de tasse
4 c. à soupe	de persil frais, ciselé	¼ de tasse
2 c. à soupe	de mayonnaise sans gras	2 c. à soupe
1 c. à café	d'aneth frais, ciselé	1 c. à thé
	Sel	
6 à 8	tranches de pain de grains complets	6 à 8
	Margarine allégée à tartiner	

1. Dans une casserole moyenne d'eau bouillante salée, faire cuire le tempeh à feu vif pendant 12 à 15 minutes, ou jusqu'à ce qu'il soit tendre. Égoutter et laisser refroidir. Couper en cubes de 1 cm (1/2 po).

2. Dans un grand bol, combiner le tempeh, le poivron, la carotte, le concombre, le persil, la mayonnaise, l'aneth et le sel, au goût.

3. Tartiner chaque tranche de pain de margarine. Répartir la préparation de tempeh également entre les trois tranches de pain, et bien étendre. Couvrir des trois tranches de pain restantes.

Pitas du Moyen-Orient

2 PORTIONS

· · ·

Truc

Ajoutez de jeunes épinards ou de jeunes pousses de laitues pour une touche de couleur et des nutriments supplémentaires.

Capsule santé

Cette recette de pita facile à préparer réunit une variété de textures et de saveurs différentes. Le pain pita est une bonne source de glucides et de vitamines. Le hoummos est une source de protéines et de fibres solubles, ainsi que de vitamines et de minéraux. Les poivrons et la courgette sont une source de minéraux et de vitamines. De plus, ces ingrédients sont faciles à digérer si vous souffrez de brûlures d'estomac.

- Préchauffer le barbecue à température maximale

2	poivrons rouges, coupés en deux et épépinés	2
125 ml	de courgette tranchée	½ tasse
2	pitas de 20 cm (8 po)	2
125 ml	de hoummos (voir recette, page 138)	½ tasse
80 ml	de persil frais, ciselé	⅓ de tasse
	Sel	

1. Faire griller les poivrons et la courgette pendant 6 à 8 minutes, ou jusqu'à ce que la peau des poivrons soit cloquée et brune, et que la courgette soit tendre. Laisser refroidir et trancher les poivrons en fines lanières.

2. Couper les pitas en deux pour obtenir 4 demi-cercles. Remplir chaque pochette avec des quantités égales de hoummos, de poivron rouge, de courgette et de persil. Saler au goût. Servir immédiatement.

Sandwich au fromage fondant et au poivron

2 PORTIONS

...

Trucs

Pour faire griller les poivrons rouges, faites chauffer le gril. Coupez les poivrons en deux et enlevez les pépins. Déposez les moitiés de poivrons sur une tôle à biscuits, la peau vers le haut, et faites-les griller jusqu'à ce que la peau soit cloquée et devienne brune. À l'aide de pinces, mettez les poivrons dans un bol et couvrez-les de pellicule plastique ; laissez-les sous l'effet de la vapeur pendant une quinzaine de minutes. Lorsqu'ils sont suffisamment refroidis pour être manipulés, retirez et jetez la peau des poivrons avant de les trancher.

2 c. à café	de margarine allégée	2 c. à thé
4	tranches de pain multigrains	4
4	tranches de fromage suisse fondu sans gras	4
1	poivron rouge, tranché mince (voir Trucs ci-contre) 1	
2 c. à soupe	d'huile d'olive extravierge	2 c. à soupe

1. Tartiner deux tranches de pain de margarine. Répartir le fromage et le poivron rouge entre les deux tranches. Poser une tranche de pain sur le dessus de chaque tranche tartinée et badigeonner la surface extérieure d'huile d'olive.

2. Vaporiser une grande poêle d'huile de cuisson végétale et faire chauffer à feu moyen-vif. Faire griller les sandwichs pendant 2 à 3 minutes chaque côté, ou jusqu'à ce que les deux côtés soient dorés.

Pizza

POUR UNE PIZZA DE 30 CM
(12 PO)

. . .

Pâte à pizza facile

1 c. à café	de sucre	1 c. à thé
325 ml	d'eau tiède	1 ¹/₃ tasse
2 ¹/₄ c. à café	de levure sèche active	2 ¹/₄ c. à thé
350 g	de farine	3 tasses
1 c. à soupe	d'huile de canola	1 c. à soupe
¹/₂ c. à café	de sel	¹/₂ c. à thé

1. Dans un petit bol, dissoudre le sucre dans 125 ml (1/2 tasse) de l'eau tiède. Ajouter la levure et laisser agir jusqu'à ce qu'elle soit mousseuse, environ 10 minutes.

2. Dans un grand bol, façonner une boule avec la farine, la préparation de levure, le reste de l'eau, l'huile et le sel. Mettre la boule sur une surface légèrement farinée. Pétrir jusqu'à ce que la pâte soit élastique et maniable (ajouter un peu plus d'huile et de farine au besoin.)

3. Couvrir d'une serviette humide et laisser lever pendant 1 heure, ou jusqu'à ce que la pâte ait doublé de volume.

Capsule santé

Cette recette est un moyen facile de préparer vos propres pizzas, une source importante de glucides. La farine est une source de glucides et de vitamines. Le soupçon de sucre, d'huile et de sel, et la levure, produisent la réaction chimique qui permet d'obtenir une pâte moelleuse et savoureuse.

Pizza aux légumes grillés

8 À 10 PORTIONS

...

Trucs

Farinez vos doigts pour abaisser la pâte sur la plaque; vous éviterez ainsi qu'elle colle à vos mains.

La pâte à pizza du commerce peut être utilisée pour épargner du temps. Vous en trouverez dans la plupart des magasins d'alimentation et des boulangeries.

Une pizza délicieuse sans l' acidité habituelle de la sauce tomate.

- Préchauffer le barbecue à température maximale
- Préchauffer le four à 190 °C (375 °F)
- Plaque à pizza de 30 cm (12 po), légèrement graissée

1	**poivron rouge, coupé en deux et épépiné**	1
1	**poivron jaune, coupé en deux et épépiné**	1
1	**petite courgette, coupée en rondelles minces**	1
1	**recette de Pâte à pizza facile (voir page 186)**	1
3 c. à soupe	**d'huile d'olive**	3 c. à soupe
1 c. à soupe	**d'origan séché**	1 c. à soupe
1 c. à soupe	**de persil séché**	1 c. à soupe
1 c. à soupe	**de basilic séché**	1 c. à soupe
	Sel	
5	**cœurs d'artichauts en conserve, égouttés**	5
4 à 5	**gros champignons, tiges retirées**	4 à 5

1. Faire griller les poivrons rouge et jaune et la courgette pendant 8 à 10 minutes, ou jusqu'à ce que la peau des poivrons soit cloquée et brune, et la courgette tendre. Laisser refroidir et trancher les poivrons en longues lanières.
2. Sur une surface légèrement farinée, abaisser la pâte à pizza sur la plaque. Badigeonner la pâte d'huile d'olive et saupoudrer d'origan, de persil et de basilic. Répartir les poivrons, la courgette, les cœurs d'artichauts et les champignons également sur la pâte et saler au goût.
3. Faire cuire dans le four préchauffé pendant 25 minutes, ou jusqu'à ce que la pizza commence à dorer.

Pizza roulée à la bette à carde

8 À 10 PORTIONS

...

Les gens qui souffrent de reflux acide peuvent savourer cette délicieuse pizza sans s' inquiéter de l' acidité des tomates.

- Préchauffer le four à 200 ºC (400 ºF)
- Tôle à biscuits, légèrement graissée

1	**généreuse botte de bette à carde, extrémités enlevées**	1
3 c. à soupe	**d'huile d'olive extravierge, divisée**	3 c. à soupe
2 c. à soupe	**d'oignons verts, tranchés (facultatif, selon la tolérance)**	2 c. à soupe
1/4 de c. à café	**d'ail en poudre (facultatif, selon la tolérance)**	1/4 de c. à thé
1	**recette de Pâte à pizza facile (page 186)**	1
4 c. à soupe	**de mozzarella, partiellement écrémée, râpée**	1/4 de tasse
	Sel	

1. Mettre la bette à carde dans une grande casserole et la couvrir d'eau salée ; porter à ébullition à feu vif. Faire cuire pendant 8 à 10 minutes, ou jusqu'à ce qu'elle soit tendre. Égoutter et laisser refroidir légèrement. Hacher menu et réserver.
2. Dans une grande poêle, faire chauffer 1 c. à soupe de l'huile à feu moyen-vif. Faire cuire la bette à carde, les oignons verts, l'ail en poudre (si utilisé) et le sel, au goût, en remuant, pendant 2 à 3 minutes, ou jusqu'à ce que les oignons aient amolli légèrement. Réserver.
3. Sur une surface légèrement farinée, abaisser la pâte à pizza puis la presser sur la plaque. Badigeonner la pâte de 1 c. à soupe d'huile d'olive. Étendre la préparation de bette à carde sur la pâte et parsemer de fromage.

4. À partir du bord le plus près de soi, rouler la pâte à la façon d'un roulé suisse, en repliant les côtés vers l'intérieur. Déposer le rouleau sur la tôle à biscuits, en veillant à ce que le joint soit vers le bas, et badigeonner de la 1 c. à soupe qui reste de l'huile.

5. Faire cuire dans le four préchauffé pendant 25 minutes, ou jusqu'à ce que la pizza soit bien dorée. Couper en tranches et servir.

Pizza aux pommes de terre

8 À 10 PORTIONS

• • •

Trucs

Évitez les pestos du commerce : ils sont souvent pleins d'ail et d'huile d'olive.

Veillez à bien répandre l'huile jusqu'au rebord de la pâte, sinon celle-ci risque de dessécher en cuisant.

Capsule santé

L'utilisation de pommes de terre rend cette pizza nutritive, tandis que le pesto remplace avantageusement la sauce tomate. Le fromage râpé donne du goût et de la texture, et il est une source importante de calcium. Cette pizza est aussi une source de fibres solubles, de vitamines et de minéraux.

- Préchauffer le four à 190 °C (375 °F)
- Plaque à pizza de 30 cm (12 po), légèrement graissée

3	pommes de terre, pelées	3
1	recette de Pâte à pizza facile (page 186)	1
2 c. à soupe	d'huile d'olive ou de canola	2 c. à soupe
125 ml	de Pesto (voir recette, page 218)	1/2 tasse
250 ml	de mozzarella partiellement écrémée, râpée	1 tasse
	Sel	

1. Mettre les pommes de terre dans une casserole et les couvrir d'eau froide. Porter à ébullition à feu vif. Baisser le feu et laisser bouillir doucement environ 10 minutes, jusqu'à ce que les pommes de terre soient tout juste tendres. Égoutter et laisser refroidir légèrement. Couper en tranches fines et réserver.

2. Sur une surface légèrement farinée, abaisser la pâte à pizza puis la presser sur la plaque. Badigeonner la pâte d'huile et de pesto. Garnir de pommes de terre, en les faisant se chevaucher légèrement, et de fromage. Saler au goût.

3. Faire cuire dans le four préchauffé pendant 25 minutes, ou jusqu'à ce que le fromage soit fondu et que la pizza ait commencé à dorer.

Pizza au thon

2 PORTIONS

■ ■ ■

Cette pizza toute légère contient beaucoup de protéines et se prépare en un tournemain !

- Préchauffer le four à 180 °C (350 °F)
- Tôle à biscuits, légèrement graissée

2	pitas ronds de 20 cm (8 po)	2
170 g	de thon émietté en conserve, égoutté	6 oz
1 c. à soupe	de persil séché	1 c. à soupe
1 c. à café	d'origan séché	1 c. à thé
1 c. à café	de basilic séché	1 c. à thé
1/2 c. à café	d'ail en poudre (facultatif, selon la tolérance)	1/4 de c. à thé
1 c. à soupe	d'huile d'olive	1 c. à soupe
125 ml	de fromage suisse faible en gras, râpé	1/2 tasse
	Sel	

1. Vaporiser une petite poêle d'huile de cuisson et faire chauffer à feu moyen-vif. Faire revenir le thon pendant 2 à 3 minutes, ou jusqu'à ce qu'il soit bien enrobé d'huile. Parsemer de persil, d'origan, de basilic, d'ail en poudre (si utilisé) et de sel, au goût.
2. Badigeonner les pains pitas d'huile et les couvrir de la préparation au thon. Déposer sur la tôle à biscuits graissée et parsemer de fromage.
3. Faire cuire au four préchauffé pendant 5 à 7 minutes, ou jusqu'à ce que le fromage soit fondu.

- **Variante** Remplacer le thon par des crevettes ou du saumon en conserve.

Viandes et poissons

2 PORTIONS

...

Poulet à la mangue

Pour les gens qui sont très intolérants aux agrumes, cette recette est une excellente alternative au poulet à l'orange.

- Préchauffer le four à 190 °C (375 °F)
- Plat de cuisson de 28 x 18 cm (11 x 7 po), non graissé

2	poitrines de poulet désossées, sans peau	2
1 pincée	de gingembre moulu	1
	Sel	
5	tranches de mangue, en conserve, coupées en julienne	5
4 c. à soupe	de jus de mangue en conserve	1/4 de tasse
	Coriandre fraîche, ciselée	

1. Mettre les poitrines de poulet dans le plat de cuisson et saupoudrer de gingembre et de sel, au goût. Couvrir de tranches de mangue, du jus de mangue et de la coriandre, au goût.
2. Faire cuire dans le four préchauffé, pendant 30 à 40 minutes, ou jusqu'à ce que la température interne du poulet atteigne 75 °C (170 °F) et qu'il ne soit plus rose à l'intérieur.

- **Variante** Ajouter 1 c. à café (à thé) d'oignon rouge râpé, si toléré.

Bâtonnets de poulet au four

DONNE ENVIRON
10 BÂTONNETS DE POULET,
SOIT 3 OU 4 PORTIONS

• • •

Trucs
Servez-les accompagnés
de la Trempette ranch
(voir recette, page 143)
ou de la Trempette antillaise
festive (voir recette, page 140).

Capsule santé
Cette recette faible en gras, facile
à préparer, deviendra rapidement
l'une des préférées de votre
famille. La texture croustillante
de la chapelure contraste bien
avec la chair tendre du poulet et
du blanc de poulet. La chapelure
est une source de glucides
et de vitamines B.

- Préchauffer le four à 190 °C (375 °F)
- Tôle à biscuits, légèrement graissée

3	grosses poitrines de poulet désossées, sans peau	3
4 c. à soupe	de blancs d'œufs liquides, légèrement battus	1/4 de tasse
125 ml	de chapelure assaisonnée	1/2 tasse
1 c. à café	d'huile d'olive (facultatif)	1 c. à thé

1. Couper les poitrines de poulet en tranches de 2,5 cm (1 po) d'épaisseur. Tremper chacune des tranches dans les blancs d'œufs et bien les enrober avant de les passer dans la chapelure pour bien les paner. Déposer sur la tôle à biscuits et arroser d'un filet d'huile, si utilisée. Jeter les blancs d'œufs et la chapelure non utilisés.

2. Faire cuire dans le four préchauffé pendant 20 à 25 minutes, ou jusqu'à ce que le poulet ne soit plus rose à l'intérieur.

4 PORTIONS

...

Ragoût de boulettes méditerranéen

2	carottes, pelées et hachées	2
1	gros poivron rouge, haché grossièrement	1
1	branche de céleri, tranchée mince	1
8	Boulettes de poulet, non cuites (voir recette, page 197)	8
750 ml	de bouillon de poulet (du commerce, ou voir recette, page 154)	3 tasses
1 c. à café	de basilic frais, ciselé	1 c. à thé
1/4 de c. à café	d'oignon en poudre (facultatif, si toléré)	1/4 de c. à thé
	Sel	
	Persil frais, ciselé	
375 ml	d'épinards, hachés	1 1/2 tasse
250 ml	de navet en dés surgelé, décongelé	1 tasse

1. Vaporiser une grande casserole d'huile de cuisson végétale et faire chauffer à feu moyen-vif. Faire revenir les carottes, le poivron et le céleri pendant 3 minutes, ou jusqu'à ce qu'ils soient tout juste tendres. Ajouter les boulettes, le bouillon de poulet, le basilic, l'oignon en poudre (si utilisé), le sel et le persil, au goût ; porter à ébullition. Régler le feu à intensité moyenne, et laisser mijoter, à mi-couvert, pendant 30 minutes. Ajouter les épinards et le navet et laisser mijoter encore 15 minutes, ou jusqu'à ce que les boulettes ne soient plus roses à l'intérieur.

- **Variante** Pour obtenir un ragoût plus consistant, remplacer le navet par 2 grosses pommes de terre hachées grossièrement.

Boulettes de poulet

. . .

Truc
Utilisez-les dans la préparation
du Ragoût de boulettes
méditerranéen, ou servez-les
accompagnées de pesto
et de pâtes.

Le poulet haché extramaigre de cette recette la rend plus légère que la version traditionnelle préparée avec du bœuf.

1	œuf, battu	1
450 g	de poulet haché, extramaigre	1 lb
4 c. à soupe	de chapelure assaisonnée	1/4 de tasse
1 c. à soupe	de persil frais, ciselé	1 c. à soupe
	Sel	
1 litre	de bouillon de légumes (du commerce, ou voir recette, page 155)	4 tasses

1. Dans un grand bol, avec les mains ou une fourchette, mélanger l'œuf, le poulet, la chapelure, le persil et le sel, au goût. À l'aide d'une cuiller à crème glacée, façonner des boules avec la préparation.

2. Dans une grande casserole, porter le bouillon de légumes à ébullition à feu moyen-vif. Ajouter les boulettes et faire cuire pendant 25 à 30 minutes, ou jusqu'à ce que les boulettes ne soient plus roses à l'intérieur. Égoutter et servir.

Capsule santé
Voici une entrée qui regorge de protéines, de minéraux et de vitamines! La saveur vient particulièrement du poulet et du bouillon, rehaussée par la chapelure, le persil et le sel. Cette recette est bien tolérée par les gens qui souffrent de brûlures d'estomac et de reflux acide.

Pain de dinde

4 PORTIONS

• • •

Truc

Si la préparation est trop humide et qu'elle se défait lorsque vous essayez de lui donner une forme, ajoutez des miettes de flocons de maïs, jusqu'à 250 ml (1 tasse) en tout.

- Préchauffer le four à 180 °C (350 °F)
- Rôtissoire, légèrement graissée

1	œuf, battu	1
285 ml	de soupe aux légumes concentrée en conserve, non diluée	10 oz
450 g	de dinde hachée, extramaigre	1 lb
175 ml	de flocons de maïs émiettés	3/4 de tasse
1 c. à café	de persil haché	1 c. à thé
	Sel	
	Sauce aux champignons (voir recette, page 199) (facultatif)	

1. Dans un grand bol, avec les mains ou une fourchette, mélanger l'œuf, la soupe de légumes, la dinde, les flocons de maïs, le persil et le sel, au goût. Former un pain avec la préparation de 23 x 13 cm (9 x 5 po) et déposer dans la rôtissoire graissée.

2. Couvrir de papier d'aluminium et faire cuire dans le four préchauffé pendant 1 heure. Retirer le papier et faire cuire 15 minutes de plus, ou jusqu'à ce que la température intérieure du pain ait atteint 80 °C (175 °F). Servir tel quel ou nappé de Sauce aux champignons, si désiré.

- **Variante** Remplacer la dinde par du bœuf haché extramaigre. Faire cuire au four, pendant 45 minutes. Retirer le papier d'aluminium et faire cuire 10 minutes de plus, ou jusqu'à ce que la température interne du pain ait atteint 75 °C (170 °F).

Sauce aux champignons

...

Trucs

Servez-la avec une purée de pommes de terre, le pain à la dinde ou des burgers.

Pour obtenir une sauce avec des gros morceaux, hacher les champignons grossièrement et utiliser les tiges et les têtes.

Capsule santé

Cette sauce est à la fois savoureuse et faible en gras. Les champignons lui donnent une texture intéressante qui peut être modifiée selon la taille des morceaux de champignons. Cette recette est une source de protéines, provenant des champignons, ainsi que de vitamines B. Une recette bien tolérée par les gens qui souffrent de brûlures d'estomac et de reflux acide.

Cette sauce remplace bien la sauce barbecue ou le ketchup aux tomates.

¹/₂ c. à café	d'huile de canola	¹/₂ c. à thé
375 ml	de têtes de champignons, émincées	1 ¹/₂ tasse
1 ¹/₂ c. à soupe	de farine	1 ¹/₂ c. à soupe
125 ml	de bouillon de légumes (du commerce, ou voir recette, page 155)	¹/₂ tasse
1 pincée	d'oignon en poudre (facultatif, si toléré)	1
	Sel	

1. Dans une petite casserole, faire chauffer l'huile à feu vif. Faire revenir les champignons pendant 3 à 5 minutes, ou jusqu'à ce qu'ils soient tendres. Baisser le feu à moyen-doux et incorporer la farine en remuant. Ajouter le bouillon, l'oignon en poudre (si utilisé) et le sel, au goût; faire cuire, en remuant, jusqu'à ce que la sauce ait épaissi, environ 5 minutes.

▪ **Préparer à l'avance** Se conserve jusqu'à 4 jours au réfrigérateur dans un contenant hermétique.

Côtelettes de veau panées

. . .

Truc
Le veau est parfois sec.
Le veau blanc est généralement
plus tendre.

Ces escalopes sont habituellement trempées dans l'œuf battu et frites dans l'huile. Ici ces deux ingrédients sont éliminés pour les rendre plus faciles à digérer.

- Préchauffer le four à 190 °C (375 °F)
- Tôle à biscuits, légèrement graissée

450 g	escalopes de veau	1 lb
1	blanc d'œuf (ou 2 c. à soupe de blanc d'œuf liquide)	1
4 c. à soupe	de persil frais, ciselé	1/4 de tasse
	Chapelure assaisonnée	

1. Tremper chacune des escalopes dans du blanc d'œuf, en les tournant pour bien les enrober, ensuite dans le persil, et dans la chapelure pour bien les paner. Déposer sur la tôle à biscuits graissée. Jeter le blanc d'œuf, le persil et la chapelure non utilisés.
2. Faire cuire dans le four préchauffé pendant environ 20 minutes, ou jusqu'à ce que le veau soit tendre et la panure bien croustillante.

...

Galettes de veau

Ces galettes de veau extramaigre sont moins grasses que leur équivalent au bœuf haché ordinaire. L'ajout de graines de fenouil aux propriétés digestives est intéressant pour les gens qui souffrent de reflux acide.

- Préchauffer le barbecue à température maximale

1	œuf, battu	1
450 g	de veau haché, extramaigre	1 lb
4 c. à soupe	de chapelure assaisonnée	1/4 de tasse
1 c. à soupe	de carotte, pelée et râpée	1 c. à soupe
1 c. à soupe	de poivron rouge, émincé	1 c. à soupe
1 c. à soupe	de courgette, pelée et râpée	1 c. à soupe
1 c. à café	de graines de fenouil	1 c. à thé
1/2 c. à café	de parmesan frais, râpé	1/2 c. à thé
	Sel	

1. Dans un grand bol, avec les mains ou une fourchette, mélanger l'œuf, le veau, la chapelure, la carotte, le poivron rouge, la courgette, les graines de fenouil, le fromage et le sel, au goût. Façonner des galettes rondes de 7,5 cm (3 po).
2. Déposer les galettes sur la grille du barbecue préchauffé et faire griller pendant 5 à 6 minutes chaque côté, ou jusqu'à ce que la température interne des boulettes atteigne 70 °C (160 °F) et qu'elles ne soient plus roses à l'intérieur.

Ragoût de veau aux légumes

3 À 4 PORTIONS

∎ ∎ ∎

Truc
Servir avec du pain italien chaud
à tremper dans la sauce.

*Le veau est une viande plus maigre que le bœuf, ce qui aide à réduire
la teneur en matières grasses de ce plat.*

375 g	de veau à ragoût, en cubes	³/₄ de lb
2	carottes, pelées et hachées grossièrement	2
2	pommes de terre, pelées et hachées grossièrement	2
1	branche de céleri, hachée grossièrement	1
500 ml	de bouillon de légumes (du commerce, ou voir recette, page 155)	2 tasses
1 c. à café	de romarin séché	1 c. à thé
	Persil frais, haché menu	
	Sel	
125 ml	de pois verts surgelés, décongelés	¹/₂ tasse
125 ml	de haricots verts à la française (paille) surgelés, décongelés	¹/₂ tasse
2 c. à soupe	de fécule de maïs, dissoute dans autant d'eau	2 c. à soupe

1. Vaporiser une grande casserole d'huile de cuisson végétale et faire chauffer à feu moyen-vif. Faire revenir les cubes de veau par petites quantités à la fois, pendant 4 à 5 minutes, ou jusqu'à ce qu'ils soient dorés. Remettre tous les cubes dans la casserole et ajouter les carottes, les pommes de terre, le céleri et le bouillon ; porter à ébullition. Incorporer le romarin, le persil et le sel, au goût. Baisser le feu et laisser mijoter, à mi-couvert, pendant 25 minutes. Ajouter les pois et les haricots et laisser mijoter 15 minutes de plus, ou jusqu'à ce que tout soit tendre. Ajouter la fécule de maïs et laisser mijoter, en remuant, jusqu'à épaississement de la sauce, environ 5 minutes.

Mignon de porc aux fruits séchés

4 PORTIONS

■ ■ ■

Truc
Servir accompagné de riz vapeur
et de légumes.

Le filet de porc est l' une des coupes de viande les plus maigres, ce qui en fait
un meilleur choix pour les gens qui souffrent de reflux acide.

- Préchauffer le four à 190 °C (375 °F)
- Plat de cuisson peu profond, légèrement graissé

450 g	de filet de porc	1 lb
250 ml	de jus de pomme, non sucré	1 tasse
1 c. à soupe	de persil séché	1 c. à soupe
	Sel	
125 ml	de fruits séchés divers (prunes, abricots et tranches de papaye), hachés si désiré	$1/2$ tasse

1. Mettre le filet de porc dans le plat de cuisson graissé et le badigeonner d'un peu de jus de pomme. Saupoudrer de persil et de sel, au goût. Ajouter les fruits séchés au reste du jus de pomme et réserver.

2. Faire cuire le porc dans le four préchauffé pendant 25 minutes. Verser la préparation de jus de pomme sur la viande et faire cuire pendant environ 10 minutes, jusqu'à ce que la température interne du porc atteigne 70 °C (160 °F) et qu'il soit légèrement rose à l'intérieur. Déposer le porc sur une planche à trancher et laisser reposer pendant 5 minutes avant de le trancher. Recouvrir le porc des fruits et de sauce.

Aiglefin au four

4 PORTIONS

• • •

Truc
Servir avec les Pommes de terre rôties au four (voir recette, page 238) et des légumes vapeur pour un repas nutritif à la manière «poisson frit et frites».

- Préchauffer le four à 180 °C (350 °F)
- Plat de cuisson de 28 x 18 cm (11 x 7 po), légèrement graissé

450 g	de filets d'aiglefin, sans arêtes, peau enlevée	1 lb
125 ml	de blancs d'œufs liquides	1/2 tasse
125 ml	de chapelure assaisonnée	1/2 tasse
1 c. à soupe	d'huile de canola	1 c. à soupe

1. Tremper chacun des filets de poisson dans les blancs d'œufs, en les tournant pour bien les enrober, les passer ensuite dans la chapelure pour bien les paner. Déposer dans le plat de cuisson et les arroser d'un filet d'huile. Jeter les blancs d'œufs et la chapelure non utilisés.

2. Couvrir d'une feuille d'aluminium et faire cuire dans le four préchauffé pendant 15 à 20 minutes. Retirer la feuille d'aluminium et faire cuire 5 minutes de plus, ou jusqu'à ce que le poisson soit opaque, que la chair cède sous les dents d'une fourchette et que la panure soit croustillante.

Capsule santé
Le contraste entre la texture de la chair du poisson et celle de la chapelure est intéressant. Les principaux nutriments de cette recette sont les protéines du poisson et des blancs d'œufs, les glucides du groupe des produits céréaliers et des vitamines. Cette recette est bien tolérée par les gens qui souffrent de brûlures d'estomac et de reflux acide.

Flétan grillé à la salsa de papaye

4 PORTIONS

■ ■ ■

Truc
Servir le poisson accompagné
de riz brun et de légumes
cuits à la vapeur pour un repas
bien équilibré.

- Préchauffer le barbecue à température moyenne

700 g	de pavés de flétan, sans arêtes, peau enlevée	1 ½ lb
1 c. à soupe	d'huile d'olive	1 c. à soupe
	Sel	
	Salsa de papaye (voir recette, page 206)	

1. Badigeonner les pavés de flétan d'huile et les saupoudrer de sel, au goût.
2. Mettre le poisson sur la grille du barbecue préchauffé, fermer le couvercle et faire griller pendant environ 10 minutes par 2,5 cm (1 po) d'épaisseur, tourner à mi-cuisson, jusqu'à ce que le poisson soit opaque et que la chair cède sous les dents d'une fourchette.
3. Garnir le poisson de salsa et servir.

- **Variante** Remplacer le flétan par du vivaneau rouge.

DONNE 375 ML (1 ¹/2 TASSE)

. . .

Salsa de papaye

Cette salsa rapide et facile à préparer est une alternative intéressante à la salsa aux tomates. De plus, la papaye est reconnue pour ses propriétés digestives.

250 ml	de dés de papaye en conserve, égouttés ; réserver 80 ml (¹/3 de tasse) de jus	1 tasse
125 ml	de dés de mandarine en conserve, égouttés (facultatif, selon la tolérance)	¹/2 tasse
2 c. à soupe	de coriandre fraîche, ciselée	2 c. à soupe
1 c. à soupe	de miel liquide	1 c. à soupe
	Sel	

1. Dans un bol moyen, combiner la papaye, le jus de papaye réservé, la mandarine (si utilisée), la coriandre, le miel et le sel, au goût. Servir immédiatement.

▪ **Variante** Ajouter 125 ml (¹/2 tasse) de mangue hachée, si désiré

Saumon à l'orientale

2 PORTIONS

• • •

- Préchauffer le four à 180 °C (350 °F)
- Plat de cuisson de 3 l (13 x 9 po), légèrement graissé

450 g	de darnes de saumon	1 lb
	Sel	
1	morceau de gingembre frais, pelé et émincé de 2,5 cm (1 po)	1
4 c. à soupe	de sauce soja à teneur réduite en sodium	¼ de tasse
1 c. à café	d'huile de sésame	1 c. à thé
1 c. à café	de miel liquide	1 c. à thé
1 c. à soupe	d'oignons verts, hachés grossièrement (facultatif, selon la tolérance)	1 c. à soupe
	Feuilles de laitue romaine	
2 c. à soupe	de coriandre fraîche, ciselée	2 c. à soupe

1. Rincer les darnes de saumon, les saler au goût et les déposer dans le plat de cuisson graissé. Ajouter 2 c. à soupe d'eau pour empêcher le saumon de coller au plat.

2. Dans un petit bol, fouetter ensemble le gingembre, la sauce soja, l'huile et le miel. Verser sur le saumon.

3. Couvrir de papier d'aluminium et faire cuire dans le four préchauffé pendant 20 minutes. Retirer le papier d'aluminium, parsemer d'oignons verts (si utilisés) et arroser de la préparation à la sauce soja dans le fond du plat. Recouvrir et faire cuire pendant 5 à 10 minutes, ou jusqu'à ce que le poisson soit opaque et que la chair cède facilement sous les dents d'une fourchette.

4. Déposer le saumon sur un lit de feuilles de laitue romaine et garnir de coriandre.

4 PORTIONS

■ ■ ■

Truc
Réduire la quantité
de Sauce à l'artichaut,
si désiré.

Filets de sole farcis

- Préchauffer le four à 180 °C (350 °F)
- Casserole de 2 litres (8 tasses), légèrement graissée

4	filets de sole, sans arêtes, peau enlevée	4
2 c. à soupe	d'huile d'olive extravierge, divisée	2 c. à soupe
	Sel	
125 ml	de Sauce à l'artichaut (voir recette, page 209), divisée	½ tasse
2 c. à soupe	de chapelure assaisonnée	2 c. à soupe

1. Rincer les filets de sole et les assécher avec du papier absorbant en les tapotant. Y verser 1 c. à café (à thé) d'huile en filet et saler au goût.

2. Avec une cuiller, mettre 1 c. à café (à thé) de Sauce à l'artichaut et 1 c. à café (à thé) de chapelure au centre de chaque filet. Rouler le filet à partir de l'extrémité la plus étroite en utilisant les doigts pour maintenir la garniture en place. Piquer un cure-dents dans chaque filet. Déposer dans la casserole et napper du reste de la Sauce à l'artichaut.

3. Couvrir et faire cuire au four préchauffé pendant 15 minutes. Enlever le couvercle et faire cuire 5 minutes de plus, ou jusqu'à ce que la chair soit opaque et qu'elle cède sous les dents d'une fourchette.

Sauce à l'artichaut

Donne 250 ml (1 tasse)

• • •

Trucs

Préférez les cœurs d'artichauts mis en conserve dans de l'eau plutôt que dans de l'huile.

Si l'ail en poudre est mieux toléré, s'en servir à la place de l'ail frais, ou ne pas en ajouter du tout.

Pour une sauce plus claire, augmenter la quantité de bouillon d'environ 80 ml (1/3 de tasse).

L'artichaut facilite la digestion, ce qui en fait un ajout indispensable au menu de ceux qui souffrent de reflux acide.

400 ml	de cœurs d'artichauts en conserve, égouttés et tranchés mince	14 oz
125 ml	de bouillon de légumes (du commerce, ou voir recette, page 155)	1/2 tasse
2 c. à soupe	de persil frais, ciselé	2 c. à soupe
2 c. à soupe	d'huile d'olive extravierge	2 c. à soupe
1/4 c. à café	d'ail émincé (facultatif, selon la tolérance)	1/4 de c. à thé
	Basilic frais, ciselé	
	Sel	

1. Dans le mélangeur, mettre les artichauts, le bouillon, le persil, l'huile, l'ail (si utilisé), le basilic, et le sel, au goût, et mélanger jusqu'à consistance homogène.

3 À 4 PORTIONS

...

Truc
Servir accompagné de riz brun
et de légumes vapeur.

Pavé de thon grillé, sauce au fenouil

- Préchauffer le barbecue à température moyenne

750 g	de pavés de thon	1 ½ lb
1 c. à soupe	d'huile d'olive extravierge	1 c. à soupe
	Sel	
	Sauce au fenouil (voir recette, page 211)	

1. Badigeonner les pavés d'huile et saler, au goût.
2. Déposer les pavés sur la grille du barbecue, fermer le couvercle et faire griller pendant environ 10 minutes par 2,5 cm (1 po) d'épaisseur, en les tournant une fois, jusqu'à ce que la chair soit opaque et qu'elle cède sous les dents d'une fourchette.
3. Napper de la Sauce au fenouil et servir.

Sauce au fenouil

. . .

Truc
Pour obtenir une sauce
plus claire, diminuez la quantité
de farine.

Cette sauce crémeuse est une excellente façon d'inclure le fenouil, un aliment apaisant, à votre alimentation.

2 c. à café	de margarine allégée	2 c. à thé
125 ml	de bulbe de fenouil, émincé	½ tasse
175 ml	de lait demi-écrémé (1%) ou demi-écrémé sans lactose	¾ de tasse
80 ml	d'eau tiède	⅓ de tasse
1 ½ c. à soupe	de farine	1 ½ c. à soupe
1 c. à soupe	de persil frais, ciselé	1 c. à soupe
	Sel	

1. Dans une petite casserole, faire fondre la margarine à feu moyen-vif. Faire revenir le fenouil pendant 7 à 8 minutes, ou jusqu'à ce qu'il soit tendre.

2. Dans un petit bol, fouetter ensemble le lait, l'eau, la farine, le persil et le sel, au goût. Incorporer le fenouil. Baisser le feu à doux et laisser cuire, en remuant constamment, pendant 2 à 3 minutes, ou jusqu'à ce que la sauce ait épaissi.

4 PORTIONS

Croquettes de thon

...

À servir seules avec votre vinaigrette préférée, ou sur de petits pains à hamburger.

- Préchauffer le four à 190 °C (375 °F)
- Tôle à biscuits, légèrement graissée

350 g	de thon émietté en conserve, égoutté	12 oz
4 c. à soupe	de carottes, pelées et râpées	1/4 de tasse
4 c. à soupe	de céleri, émincé	1/4 de tasse
2 c. à soupe	de mayonnaise sans gras	2 c. à soupe
1 c. à soupe	de persil frais, ciselé	1 c. à soupe
Pincée	d'ail en poudre (facultatif, selon la tolérance)	Pincée
	Sel	
125 ml	de flocons de maïs, émiettés	1/2 tasse

Capsule santé
Cette entrée facile à préparer est faible en gras et très savoureuse. C'est une recette qui contient beaucoup de minéraux et de vitamines. La combinaison du poisson en conserve, des légumes, des flocons de maïs, des fines herbes et des assaisonnements plaît beaucoup aux papilles gustatives. Elle est composée principalement de protéines, provenant du poisson, et de glucides fournis par les céréales et les légumes. Si vous souffrez de brûlures d'estomac et de reflux acides, vous tolérerez bien cette recette.

1. Dans un grand bol, mélanger le thon, les carottes, le céleri, la mayonnaise, le persil, l'ail en poudre (si utilisé) et le sel, au goût. Former des galettes rondes de 7,5 cm (3 po) et bien les enrober de miettes de flocons de maïs. Déposer sur la tôle à biscuits graissée.
2. Couvrir de papier d'aluminium et faire cuire dans le four préchauffé pendant 12 minutes. Retirer le papier et faire cuire 5 à 7 minutes de plus, ou jusqu'à ce que la lame d'un couteau insérée au centre d'une galette en ressorte sèche.

- **Variante** Remplacer le thon par du saumon en conserve.

Plats de pâtes et de riz

Pâtes aux pois verts

4 À 5 PORTIONS

. . .

625 ml	de bouillon de poulet (du commerce, ou voir recette, page 154)	2 ½ tasses
1	gousse d'ail	1
750 ml	de pois verts surgelés, décongelés	3 tasses
1 c. à café	de basilic frais, ciselé	1 c. à thé
	Persil frais, ciselé	
375 g	de pâtes au choix	3/4 de lb

1. Dans une grande poêle, porter le bouillon à ébullition à feu moyen. Ajouter l'ail, les pois, le basilic et le persil, au goût. Laisser mijoter, à mi-couvert, pendant 20 minutes, ou jusqu'à ce que les pois soient tendres et que la quantité de liquide ait diminué un peu. Jeter la gousse d'ail.

2. Entre-temps, dans une grande marmite d'eau bouillante salée, faire cuire les pâtes selon les directives sur l'emballage.

3. Égoutter les pâtes et les combiner avec le mélange de pois.

- **Variante** Remplacer les pois par 1 litre (4 tasses) de haricots verts à la française (paille) surgelés.

Pâtes aux saveurs de la mer

3 À 4 PORTIONS

...

Truc
Remplacez le simili-crabe par du crabe en conserve égoutté.

Les sauces Alfredo sont habituellement très riches. La margarine allégée et les produits laitiers faibles en matières grasses de cette recette contribuent à en réduire la teneur en gras.

1 c. à café	de margarine allégée	1 c. à thé
175 ml	de lait demi-écrémé (1%) ou demi-écrémé sans lactose	3/4 de tasse
125 ml	de mozzarella partiellement écrémée, râpée	1/2 tasse
1 1/2 c. à soupe	de farine	1 1/2 c. à soupe
175 g	de simili-crabe, tranché mince	6 oz
250 ml	de courgettes, non pelées, râpées	1 tasse
125 ml	de carottes, pelées et râpées	1/2 tasse
250 g	de linguines	1/2 lb

1. Dans une petite casserole, faire fondre la margarine à feu doux. Ajouter le lait, la mozzarella, 125 ml (1/2 tasse) d'eau et la farine ; faire cuire en remuant fréquemment pour éviter la formation de grumeaux, pendant 2 à 3 minutes, ou jusqu'à ce que la sauce ait épaissi. Réserver.

2. Vaporiser une grande casserole d'huile de cuisson végétale et faire chauffer à feu moyen-doux. Faire revenir le crabe, les courgettes et les carottes pendant 10 minutes, ou jusqu'à ce que les légumes soient tendres. Ajouter 625 ml (2 1/2 tasses) d'eau et la préparation au fromage, et bien mélanger.

3. Entre-temps, dans une grande marmite d'eau bouillante salée, faire cuire les linguines selon les directives sur l'emballage.

4. Égoutter les pâtes et les combiner avec la sauce au fromage et les légumes.

Poulet grillé au pesto

4 À 6 PORTIONS

...

Le mariage du pesto et des artichauts est idéal pour les gens qui souffrent de reflux acide. Les artichauts sont reconnus pour leurs propriétés digestives, tandis que le pesto renferme une grande quantité de basilic qui stimule l'appétit et facilite la digestion.

- Préchauffer le barbecue à température moyenne

2	poitrines de poulet, sans os ni peau	2
285 ml	de champignons en morceaux en conserve, égouttés	10 oz
250 ml	d'épinards, hachés	1 tasse
125 ml	de pois surgelés, décongelés	1/2 tasse
4 c. à soupe	cœurs d'artichauts, égouttés et tranchés mince	1/4 de tasse
175 ml	de Pesto (voir recette, page 218)	3/4 de tasse
250 g	de spaghettis ou de linguines	1/2 lb
	Sel	

1. Mettre les poitrines de poulet sur la grille du barbecue préchauffé, fermer le couvercle et faire griller pendant 6 à 8 minutes chaque côté, jusqu'à ce que la température interne du poulet atteigne 75 °C (170 °F) et qu'il ne soit plus rose à l'intérieur. Trancher en longues lanières de 2,5 cm (1 po) d'épaisseur. Réserver.

2. Vaporiser une grande casserole d'huile de cuisson végétale et faire chauffer à feu moyen. Faire revenir les champignons, les épinards, les pois et les cœurs d'artichauts pendant 10 minutes, ou jusqu'à ce que les légumes soient tout juste tendres. Ajouter le poulet, le pesto, 4 c. à soupe d'eau et le sel, au goût ; faire cuire, à mi-couvert, pendant 5 minutes, ou jusqu'à ce que tous les ingrédients soient bien chauds.

3. Entre-temps, dans une grande casserole d'eau bouillante salée, faire cuire les spaghettis selon les directives sur l'emballage.

4. Égoutter les pâtes et les combiner avec le mélange de légumes et de poulet.

Pesto

. . .

Trucs

Si vous êtes très sensible à l'ail frais, remplacez-le par ¹/₄ c. à café (à thé) d'ail en poudre ou omettez l'ail complètement.

Si vous n'avez pas de pignons à portée de main, utilisez des noix de Grenoble.

Capsule santé

Voici un condiment faible en gras, regorgeant de saveur qui accompagne merveilleusement bien plusieurs entrées. L'ail est un contraste agréable aux fines herbes, tandis que les pignons donnent une certaine texture au mélange et s'ajoutent à son arôme boisé. Le pesto fournit certaines vitamines importantes, et parce qu'il n'est pas acide, il est facilement toléré par les gens qui souffrent de brûlures d'estomac.

Voici une alternative délicieuse et légère à la sauce tomate.

¹/₂	gousse d'ail (voir Trucs, ci-contre)	¹/₂
750 ml	de basilic frais, légèrement tassé	3 tasses
80 ml	de pignons (facultatif)	¹/₃ de tasse
3 c. à soupe	de persil frais, ciselé	3 c. à soupe
1 c. à soupe	d'huile d'olive	1 c. à soupe

1. Dans le mélangeur ou le robot culinaire, réduire en purée homogène l'ail, le basilic, les pignons (si utilisés), 4 c. à soupe (¹/₄ de tasse) d'eau, le persil et l'huile d'olive.

- **Préparer à l'avance** Se conserve jusqu'à 4 jours au réfrigérateur dans un contenant hermétique.

· · ·

Truc
Utilisez uniquement de la
mozzarella, si vous préférez.

Macaroni au fromage au four

- Préchauffer le four à 180 °C (350 °F)
- Plat de cuisson de 3 l (13 x 9 po), légèrement graissé

250 g	de macaronis (coudes)	1/2 lb
1 1/2 c. à soupe	de farine	1 1/2 c. à soupe
250 ml	de lait demi-écrémé (1%) ou demi-écrémé sans lactose	1 tasse
250 ml	de mozzarella partiellement écrémée, râpée	1 tasse
125 ml	de cheddar allégé, râpé, divisé	1/2 tasse
1 litre	de légumes mélangés surgelés, cuits à la vapeur	4 tasses
1 c. à soupe	de persil séché	1 c. à soupe
	Sel	

1. Dans une grande casserole d'eau bouillante salée, faire cuire les macaronis *al dente* (8 à 10 minutes). Égoutter et verser dans le plat de cuisson graissé.

2. Entre-temps, vaporiser une grande poêle d'huile de cuisson végétale et faire chauffer à feu moyen-doux. Faire chauffer la farine et le lait, en fouettant, pendant 2 à 3 minutes, ou jusqu'à ce que la sauce soit épaisse et lisse. Ajouter graduellement la mozzarella râpée et 4 c. à soupe du cheddar. Faire cuire, en remuant, pendant 2 à 3 minutes, jusqu'à épaississement.

3. Combiner les légumes et la sauce au fromage, le persil et le sel, au goût ; verser sur les pâtes, en veillant à bien mélanger. Parsemer du reste de cheddar.

4. Couvrir et faire cuire au four préchauffé pendant 35 à 40 minutes, ou jusqu'à ce que le fromage soit fondu.

Gnocchis traditionnels

3 À 4 PORTIONS

● ● ●

Trucs

Évitez de faire trop cuire les gnocchis : ils risquent d'être collants et caoutchouteux. Retirez-les de l'eau aussitôt qu'ils remontent à la surface.

Les pommes de terre plus vieilles rangées dans le garde-manger font souvent de meilleurs gnocchis. Éviter, autant que possible, les pommes de terre nouvelles.

Capsule santé

Ce plat est facile à préparer et peut être agrémenté par du pesto. La texture moelleuse des gnocchis convient à tous, ce qui en fait un choix populaire pour les repas et les collations. Les nutriments principaux des gnocchis sont des glucides qui proviennent de la farine et des pommes de terre, ainsi qu' une petite quantité de protéines provenant de l' œuf, un peu de vitamines B et du potassium.

Pour éviter les brûlures d' estomac, les servir avec du pesto au lieu d' une sauce tomate.

3	**grosses pommes de terre Yukon Gold, pelées**	**3**
1	**œuf**	**1**
175 g	**de farine**	**1 ¹/₂ tasse**
	Sel	

1. Porter à ébullition une grande marmite d'eau salée et faire cuire les pommes de terre pendant 25 à 30 minutes, jusqu'à ce qu'elles soient tendres. Bien égoutter.

2. Sur une grande planche à trancher, piler les pommes de terre à l'aide d'un pilon ou d'une fourchette jusqu'à l'obtention d'une texture lisse. Casser l'œuf dans le centre des pommes de terre pilées. Ajouter graduellement la farine, 125 ml (¹/₂ tasse) à la fois, et le sel, au goût ; bien mélanger avec des mains farinées. Pétrir pendant environ 5 minutes, jusqu'à l'obtention d'une pâte maniable, en ajoutant de la farine lorsque la préparation devient trop collante.

3. Avec des mains farinées, rouler de longs cylindres de la grosseur de votre pouce. Couper les cylindres en morceaux de 2,5 cm (1 po). Appuyer le bout du doigt au centre de chaque morceau pour former une coquille. Déposer sur une tôle à biscuits farinée au fur et à mesure.

4. En petites quantités à la fois, laisser tomber les gnocchis dans l'eau bouillante salée et faire cuire pendant 2 à 3 minutes, ou jusqu'à ce qu'ils remontent à la surface. Retirer les gnocchis de l'eau à l'aide d'une passoire ou d'une cuiller à égoutter et les déposer dans un plat chaud. Procéder de la même façon avec le reste des gnocchis.

- **Préparer à l'avance** Préparez les gnocchis jusqu'à l'étape 3, congelez-les sur une tôle à biscuits jusqu'à ce qu'ils soient durs, et mettez-les dans un contenant hermétique. Se conservent au congélateur jusqu'à 4 mois. Si vous les faites cuire directement sortis du congélateur, augmentez le temps de cuisson d'environ 1 à 2 minutes.

Sauté de légumes asiatique

• • •

Trucs

Si vous n'aimez pas les nouilles de riz trop longues, coupez-les en deux avant de les mettre dans l'eau bouillante.

Pour rehausser la saveur de ce sauté de légumes, augmentez la quantité d'huile de sésame à 1 c. à café (à thé), et remplacez le gingembre moulu par 1 c. à soupe de gingembre frais.

Ce plat regorge d'ingrédients apaisants pour les problèmes de reflux acide. Selon les médecines traditionnelles de l'Inde, la coriandre soulage de nombreux malaises gastriques.

250 g	de nouilles de riz	½ lb
1 c. à soupe	d'huile de canola	1 c. à soupe
250 ml	de chou, émincé	1 tasse
250 ml	de champignons, tranchés	1 tasse
125 ml	de tofu extraferme, coupé en dés	½ tasse
125 ml	de pois mange-tout, parés	½ tasse
125 ml	de germes de haricots	½ tasse
80 ml	de sauce soja à teneur réduite en sodium	⅓ de tasse
2 c. à soupe	de coriandre fraîche, ciselée	2 c. à soupe
10 g	de fécule de maïs	1 c. à soupe
1 c. à café	de miel liquide	1 c. à thé
¼ de c. à café	d'huile de sésame	¼ de c. à thé
¼ de c. à café	de gingembre moulu	¼ de c. à thé

1. Dans une grande marmite d'eau bouillante salée, faire cuire les nouilles de riz selon les directives sur l'emballage. Égoutter et mettre dans un bol ; verser un filet d'huile sur les nouilles pour éviter qu'elles ne deviennent trop caoutchouteuses, et réserver.

2. Vaporiser une grande poêle ou un wok d'huile de cuisson végétale et faire chauffer à feu vif. Faire sauter à feu vif le chou, les champignons, le tofu, les pois mange-tout et les germes de haricots pendant 8 à 10 minutes, ou jusqu'à ce que les légumes soient tendres.

3. Entre-temps, dans une petite casserole, mélanger la sauce soja, la coriandre, 2 c. à soupe d'eau, la fécule de maïs, le miel, l'huile de sésame et le gingembre. Faire cuire à feu doux, en remuant fréquemment, pendant 2 à 3 minutes, ou jusqu'à ce que la sauce ait épaissi.

4. Ajouter les nouilles de riz à la poêle et y mêler les légumes. Verser la préparation à la sauce soja et bien en couvrir tous les aliments. Servir immédiatement.

Casserole de légumes méditerranéens

• • •

Trucs

Une quantité égale de coriandre moulue peut remplacer le persil. Les gens qui souffrent de reflux acide devraient veiller à ce que leurs repas soient bien cuits, surtout les légumes, pour en faciliter la digestion.
Les aliments *al dente*, ou partiellement cuits, peuvent être plus difficiles à digérer et entraîner des brûlures d'estomac.

■ Préchauffer le four à 190 °C (375 °F)

■ Grande rôtissoire, légèrement graissée

2	**poivrons rouges, coupés en lanières**	2
2	**carottes, pelées et coupées en julienne**	2
1	**grosse courgette, pelée et coupée en rondelles épaisses**	1
250 ml	**de bulbe de fenouil, haché grossièrement**	1 tasse
45 ml	**d'huile d'olive extravierge**	3 c. à soupe
1 c. à soupe	**de persil séché**	1 c. à soupe
500 ml	**de bouillon de légumes (du commerce, ou voir recette, page 155)**	2 tasses
250 ml	**de couscous**	1 tasse
	Sel	

1. Dans la rôtissoire graissée, disposer les poivrons, les carottes, la courgette et le fenouil en une seule couche. Verser un filet d'huile sur les légumes et saupoudrer de persil et de sel, au goût.

2. Couvrir de papier d'aluminium et faire cuire au four préchauffé pendant 30 minutes. Enlever le papier d'aluminium et faire cuire pendant 15 minutes de plus, ou jusqu'à ce que les légumes soient tendres.

3. Dix minutes avant que les légumes ne soient prêts, porter à ébullition le bouillon de légumes dans une casserole moyenne, à feu moyen. Ajouter le couscous, couvrir et retirer du feu. Laisser reposer pendant 5 minutes, ou jusqu'à ce que le bouillon soit entièrement absorbé. Aérer le couscous à l'aide d'une fourchette. Servir les légumes sur un lit de couscous.

Riz au poulet grillé et aux légumes

Trucs

Veillez à utiliser du riz à grains longs pour éviter que ce plat ait la consistance d'un risotto.

Assurez-vous de faire cuire le poulet partiellement, juste avant de poursuivre la recette. Il est risqué de réserver trop longtemps une viande partiellement cuite.

Capsule santé

Ce plat appétissant déborde de couleurs, de textures et de saveurs différentes. La chair tendre du poulet contraste avec la texture des haricots verts et des pois. Les protéines sont le nutriment principal de ce plat qui contient aussi des glucides provenant du riz et des légumes. Des minéraux et des vitamines s'y trouvent aussi en abondance. Si vous souffrez de brûlures d'estomac, vous ne devriez avoir aucun problème avec ce plat.

- Préchauffer le barbecue à température moyenne

4	poitrines de poulet désossées, sans peau	4
625 ml	de bouillon de poulet (du commerce, ou voir recette, page 154)	2 1/2 tasses
250 ml	de haricots verts à la française (paille) surgelés, décongelés	1 tasse
150 g	de riz blanc à grains longs	3/4 de tasse
125 ml	de pois surgelés, décongelés	1/2 tasse
2 c. à soupe	de persil frais, ciselé	2 c. à soupe
1 c. à café	de basilic frais, ciselé	1 c. à thé
1/4 de c. à café	d'ail en poudre (facultatif, selon la tolérance)	1/4 de c. à thé
	Sel	

1. Déposer les poitrines de poulet sur la grille du barbecue préchauffé, fermer le couvercle et faire griller pendant 3 minutes de chaque côté, jusqu'à ce qu'elles soient partiellement cuites. Couper en morceaux de 2,5 cm (1 po) et réserver.

2. Dans une grande casserole, porter le bouillon à ébullition à feu moyen-vif. Ajouter les haricots verts, le riz, les pois, le persil, le basilic, l'ail en poudre (si utilisé) et le sel, au goût. Baisser le feu à moyen et laisser mijoter, à mi-couvert, pendant 10 minutes. Ajouter le poulet et faire cuire pendant 15 minutes, ou jusqu'à ce que le riz soit tendre et que le poulet ne soit plus rose à l'intérieur.

Casserole d'épinards et de riz au four

6 À 8 PORTIONS

...

Truc
La mozzarella peut être remplacée par du fromage de soja ou sans lactose.

- Préchauffer le four à 180 °C (350 °F)
- Plat de cuisson de 28 x 18 cm (11 x 7 po), légèrement graissé

1 c. à café	d'huile d'olive	1 c. à thé
1,25 litre	d'épinards, hachés grossièrement	4 ½ tasses
1 c. à soupe	de persil frais, ciselé	1 c. à soupe
¼ c. à café	d'oignon en poudre (facultatif, selon la tolérance)	¼ de c. à thé
	Sel	
500 ml	de bouillon de poulet (du commerce, ou voir recette, page 154)	2 tasses
200 g	de riz arborio ou d'un autre riz à grains courts	1 tasse
4 c. à soupe	de mozzarella partiellement écrémée, râpée	¼ de tasse

1. Dans une grande casserole, faire chauffer l'huile à feu moyen-vif. Faire revenir les épinards, le persil, l'oignon en poudre (si utilisé) et le sel, au goût, pendant 3 minutes, ou jusqu'à ce que les épinards soient flétris.
2. Dans le plat de cuisson graissé, bien mélanger les épinards, le bouillon et le riz. Parsemer de mozzarella.
3. Couvrir et faire cuire dans le four préchauffé pendant 45 à 50 minutes, ou jusqu'à ce que le riz soit tendre et que le bouillon soit complètement absorbé. Couper en carrés et servir.

Risotto forestier

■ ■ ■

Trucs

Pour faire tremper les
champignons : dans un bol
à l'épreuve de la chaleur,
couvrez les champignons d'eau
bouillante. Laissez-les tremper
pendant 20 à 30 minutes, ou
jusqu'à ce qu'ils soient ramollis.
Égouttez-les, jetez le liquide (ou
passez-le dans un filtre à café
pour vous en servir dans
du bouillon de légumes).

Surveillez bien ce plat :
pendant que le riz absorbe
le liquide, il est très important
de continuer à remuer.

*Les champignons sont une source importante de nutriments et sont censés
stimuler le système immunitaire.*

1 litre	de bouillon de légumes (du commerce, ou voir recette, page 155)	4 tasses
1 c. à café	de margarine allégée	1 c. à thé
750 ml	de champignons frais, hachés	3 tasses
150 g	de riz arborio, ou d'un autre riz à grains courts	3/4 de tasse
4 c. à soupe	de champignons séchés, trempés dans de l'eau (voir Trucs, ci-contre)	1/4 de tasse
1 c. à soupe	de persil frais, ciselé	1 c. à soupe

1. Dans une casserole, porter le bouillon de légumes à ébullition. Baisser le feu et garder le bouillon au chaud, mijotant à peine pendant la préparation du risotto.

2. Dans une casserole moyenne, faire fondre la margarine à feu moyen-vif. Faire revenir les champignons pendant 5 minutes, jusqu'à ce qu'ils soient tendres. Baisser le feu à moyen-doux et ajouter le riz, les champignons séchés et le persil, en remuant jusqu'à ce que le riz soit bien enrobé. Ajouter 125 ml (1/2 tasse) de bouillon de légumes et laisser mijoter, en réglant le feu au besoin et en remuant souvent pour éviter que le riz ne colle au fond et aux parois de la casserole. Lorsque le riz a presque absorbé les premiers 125 ml du bouillon, en ajouter environ 125 ml (1/2 tasse) de plus à la fois. Répéter ce processus jusqu'à ce que le riz soit tendre, en remuant souvent. Le temps de cuisson est d'environ 35 minutes. Le riz devrait être crémeux, mais pas «mouillé ». Servir immédiatement.

Paella aux légumes

4 PORTIONS COMME
PLAT PRINCIPAL OU 6 PORTIONS
COMME PLAT D'ACCOMPAGNEMENT

■ ■ ■

Truc
Essayez une variété de légumes,
y compris brocolis, choux-fleurs,
asperges, haricots verts, poivrons
et courgettes en bouchées.

La paella traditionnelle est habituellement faite dans un plat de cuisson large. Les poêles antiadhésives vendues sur le marché aujourd'hui sont une excellente solution de rechange et permettent de réduire la quantité d'huile nécessaire.

■ Préchauffer le four à 190 °C (375 °F)

1 litre	de divers légumes préparés (voir Truc, ci-contre)	4 tasses
875 ml	de bouillon de poulet ou de légumes (du commerce, ou voir recettes, pages 154 et 155	3 ¹/₂ tasses
¹/₄ de c. à café	de filaments de safran, écrasés	¹/₄ de c. à thé
	Sel	
2 c. à soupe	d'huile d'olive	2 c. à soupe
1	oignon vert, haché (facultatif)	1
¹/₄ de c. à café	d'oignon en poudre (facultatif)	¹/₄ de c. à thé
300 g	de riz arborio ou d'un autre riz à grains courts	1 ¹/₂ tasse

1. Dans une casserole d'eau bouillante légèrement salée, faire cuire les légumes (sauf les poivrons et les courgettes) pendant 1 minute. Rincer à l'eau froide pour les refroidir ; bien égoutter.

2. Dans la même casserole, porter à ébullition le bouillon. Ajouter le safran et le sel, au goût. Garder au chaud.

3. Dans une grande poêle antiadhésive, faire chauffer l'huile à feu moyen-vif. Ajouter l'oignon vert (si utilisé) et l'ail en poudre (si utilisé) ; faire cuire en remuant, pendant 1 minute. Ajouter les légumes et faire cuire, en remuant fréquemment, pendant 4 minutes, ou jusqu'à ce qu'ils soient légèrement dorés. Incorporer le riz

et le bouillon chaud assaisonné. Baisser le feu pour permettre au riz de cuire à feu doux, sans couvercle et sans remuer, pendant 10 minutes, ou jusqu'à ce que presque tout le liquide soit absorbé.

4. Couvrir la poêle avec un couvercle ou du papier d'aluminium. (Si la poignée de la poêle ne peut aller au four, la recouvrir de deux couches de papier d'aluminium.) Faire cuire dans le four préchauffé pendant 15 minutes, ou jusqu'à ce que tout le liquide soit absorbé et que le riz soit tendre. Retirer du four et laisser reposer, couvert, pendant 5 minutes avant de servir.

Riz au poisson

4 À 5 PORTIONS

· · ·

Truc
Vous pouvez utiliser du riz brun, mais augmentez le temps de cuisson de 10 à 15 minutes.

Capsule santé
Ce plat faible en matières grasses présente un équilibre intéressant de saveurs, de textures et de couleurs. Les groupes alimentaires sont bien représentés; le poisson, les produits céréaliers, les féculents et les légumes. Les protéines sont le nutriment principal de ce plat, suivi des glucides, des minéraux et des vitamines provenant du riz et des légumes. Les épinards contiennent des éléments chimiques naturels que l'on croit capable de réduire les risques de cancer. Vous devriez vivement apprécier ce plat si vous souffrez de reflux acide.

1	grosse carotte, pelée et râpée	1
375 ml	d'épinards, hachés grossièrement	1 ½ tasse
170 g	de thon dans l'eau, émietté, égoutté	6 oz
750 ml	de bouillon de poulet (du commerce, ou voir recette, page 154)	3 tasses
1 c. à soupe	de persil frais, ciselé	1 c. à soupe
¼ c. à café	d'oignon en poudre (facultatif, selon la tolérance)	¼ de c. à thé
150 g	de riz blanc à grains longs	¾ de tasse

1. Vaporiser une grande casserole d'huile de cuisson végétale et faire chauffer à feu vif. Faire revenir la carotte et les épinards pendant 3 minutes, ou jusqu'à ce qu'ils soient tout juste tendres. Ajouter le thon, le bouillon, le persil et l'oignon en poudre (si utilisé). Baisser le feu à moyen-doux et laisser mijoter, à mi-couvert, pendant 15 minutes.
2. Entre-temps, dans une casserole d'eau bouillante salée, faire cuire le riz pendant 12 à 15 minutes, ou jusqu'à ce qu'il soit tendre.
3. Égoutter le riz et l'incorporer au mélange de thon. Servir immédiatement.

Plats de légumes

• • •

Truc

Assurez-vous de ne pas trop farcir les feuilles de chou, sinon les cigares vont se défaire.

Cigares au chou chinois

Les cigares au chou traditionnels comportent une bonne quantité de sauce tomate. Ceux-ci ne contiennent aucune trace de tomate et sont tout aussi délicieux.

- Préchauffer le four à 180 °C (350 °F)
- Plat de cuisson de 3 litres (13 x 9 po), légèrement graissé

12	feuilles de chou chinois	12
1	carotte, pelée et émincée	1
1	morceau de 1 cm (1/2 po) de gingembre frais, pelé et émincé	1
125 ml	d'épinards émincés	1/2 tasse
4 c. à soupe	de sauce soja à faible teneur en sodium, quantité divisée	1/4 de tasse
1/4 de c. à café	d'oignon en poudre (facultatif, selon la tolérance)	1/4 de c. à thé
280 g	de riz blanc cuit	1 1/3 tasse
1 c. à soupe	d'huile de canola	1 c. à soupe

1. Porter à ébullition une grande marmite d'eau salée. Ajouter les feuilles de chou chinois, en petites quantités à la fois, et les blanchir pendant 1 minute, ou jusqu'à ce qu'elles soient flétries. Égoutter en veillant à ne pas les déchirer ; disposer à plat sur une planche à trancher.

2. Entre-temps, dans une poêle antiadhésive, à feu vif, faire revenir la carotte, le gingembre, les épinards, 2 c. à soupe de la sauce soja et l'oignon en poudre (si utilisé), pendant 3 à 5 minutes, ou jusqu'à ce que les épinards soient flétris. Ajouter le riz et bien remuer. Retirer du feu.

3. Répartir également la préparation au riz entre les feuilles de chou. Rouler chaque feuille en veillant à contenir la farce. Disposer les cigares, le joint vers le bas, dans le plat de cuisson graissé ; verser le reste de la sauce soja et de l'huile.

4. Couvrir et faire cuire dans le four préchauffé pendant 30 minutes, ou jusqu'à ce que les cigares soient bien chauds.

- **Préparer à l'avance** Se conservent jusqu'à 4 jours au réfrigérateur dans un contenant hermétique.

Courge musquée au four

∎ ∎ ∎

Truc
Cette recette convient à différents types de courges. Réduisez ou augmentez le temps de cuisson en fonction du type et de la taille de la courge.

La courge est non seulement facile à préparer, elle est aussi facile à digérer.

- Préchauffer le four à 190 °C (375 °F)
- Plat de cuisson de 3 litres (13 x 9 po), légèrement graissé

1	grosse courge musquée	1
1 c. à café	de margarine allégée	1 c. à thé
½ c. à café	de cassonade foncée, légèrement tassée	½ c. à thé
	Sel	
	Muscade moulue	

1. Trancher la courge sur la longueur et évider les deux moitiés de leurs graines. Badigeonner un peu de margarine dans le creux de chaque moitié. Déposer les deux moitiés dans le plat de cuisson, les cavités vers le haut, et les saupoudrer de cassonade, de sel et de muscade au goût.
2. Couvrir et cuire au four préchauffé pendant 45 à 50 minutes, ou jusqu'à ce qu'elles soient tendres.

Capsule santé
La courge musquée est une courge d' hiver particulièrement riche en potassium et en vitamine A. Ce légume coloré à la saveur douce et à la texture moelleuse sera bien toléré par quiconque souffre de malaises gastriques. La courge est un légume hypocalorique, faible en gras et faible en protéines, et une source importante de glucides.

Ragoût d'artichauts et de pommes de terre

4 À 6 PORTIONS

...

Trucs

La préparation des artichauts : lavez et retirez les tiges. À l'aide de ciseaux, coupez la pointe des tiges des feuilles et enlevez le foin de fond qui ne se consomme pas. Disposez les artichauts dans un mélange de jus de citron et d'eau, après les avoir parés, afin de prévenir leur décoloration. Les artichauts peuvent être rincés à l'eau pour enlever le jus de citron pour les personnes qui sont particulièrement sensibles aux agrumes.

La façon de consommer les artichauts consiste à retirer une feuille (ou «pétale», comme elle est souvent appelée) à la fois et à enlever la chair qui se trouve à la base en la raclant avec les dents. Les feuilles tendres qui se trouvent à la base de l'artichaut peuvent habituellement être consommées, tout comme la base elle-même.

1 c. à soupe	huile d'olive	1 c. à soupe
7	grosses pommes de terre	7
2	carottes, pelées et tranchées mince	2
4 c. à soupe	d'oignon émincé (facultatif)	¼ de tasse
12	de cœurs d'artichauts parés (voir Trucs, ci-contre)	12
750 ml	de bouillon de poulet (du commerce, ou voir recette, page 154)	3 tasses
1 c. à soupe	de persil frais, ciselé	1 c. à soupe

1. Dans une grande casserole, faire chauffer l'huile à feu moyen-vif. Faire revenir les pommes de terre, les carottes et l'oignon (si utilisé) pendant 3 à 5 minutes, ou jusqu'à ce que les légumes soient tout juste tendres. Ajouter les artichauts, le bouillon et le persil ; porter à ébullition. Baisser le feu et laisser mijoter, à mi-couvert, pendant 35 à 40 minutes, ou jusqu'à ce que les légumes soient tendres. (La préparation devrait avoir la consistance d'une soupe.)

Capsule santé

Cette combinaison de légumes offre une foule de textures et de saveurs intéressantes. Ce ragoût constitue une entrée faible en gras, hypoprotéique, débordant de légumes riches en potassium. Ce plat de légumes devrait être facile à digérer si vous souffrez de brûlures d'estomac.

6 À 8 PORTIONS

...

Gratin dauphinois mixte

L' utilisation de produits laitiers faibles en matières grasses aide à réduire la teneur en gras de cette recette habituellement très riche.

- Préchauffer le four à 190 °C (375 °F)
- Plat de cuisson de 2,5 litres (10 tasses), légèrement graissé

1 c. à café	de margarine allégée	1 c. à thé
250 ml	de lait demi-écrémé (1%) ou demi-écrémé sans lactose	1 tasse
15 g	de farine	2 c. à soupe
500 ml	de cheddar faible en gras, râpé	2 tasses
5	pommes de terre, pelées et tranchées mince	5
1	patate douce, pelée et tranchée mince	1
	Sel	
1 c. à café	de persil séché	1 c. à thé

1. Dans une casserole moyenne, faire fondre la margarine à feu moyen-doux. Ajouter le lait et la farine, faire cuire en battant avec un fouet, pendant 2 à 3 minutes, ou jusqu'à consistance lisse. Ajouter graduellement le fromage et faire cuire, en remuant, pendant 2 à 3 minutes, ou jusqu'à ce que la sauce ait épaissi. Réserver.

2. Disposer les tranches de pommes de terre et de patate douce en deux couches dans le plat de cuisson graissé, en nappant, de façon égale, entre les couches et le dessus de la sauce au fromage.

3. Couvrir et faire cuire dans le four préchauffé pendant 45 à 60 minutes, ou jusqu'à ce que les pommes de terre soient tendres.

- **Variante** Remplacer 125 ml (1/2 tasse) du cheddar par de la mozzarella partiellement écrémée.

Chou vert et pommes de terre sautés

Truc

Les gens qui souffrent de reflux acide devraient veiller à ce que leurs repas soient bien cuits, surtout les légumes, pour en faciliter la digestion. Les aliments *al dente*, ou partiellement cuits, peuvent être plus difficiles à digérer et entraîner des brûlures d'estomac.

Capsule santé

Voici un autre plat de légumes faible en gras, hypoprotéique, qui renferme du potassium. Les fines herbes qu'il contient offrent un contraste intéressant avec la saveur des pommes de terre et du chou. Le chou contient des éléments chimiques naturels qui, on le croit, peuvent réduire les risques de cancer. Si vous souffrez de reflux acide, n'hésitez pas à essayer cette recette.

6	grosses pommes de terre, coupées en quartiers	6
1	chou, coupé en longues lanières	1
1 c. à soupe	d'huile d'olive extravierge	1 c. à soupe
2 c. à soupe	de persil frais, ciselé	2 c. à soupe
1 c. à café	d'aneth frais, ciselé	1 c. à thé
½ c. à café	d'oignon en poudre (facultatif, selon la tolérance)	½ c. à thé
	Sel	

1. Dans une grande marmite d'eau salée bouillante, faire cuire les pommes de terre et le chou pendant 25 à 30 minutes, ou jusqu'à ce qu'ils soient tendres. Égoutter et réserver.
2. Dans une grande casserole, faire chauffer l'huile à feu moyen-vif. Faire revenir les pommes de terre, le chou, le persil, l'aneth, l'oignon en poudre (si utilisé) et le sel, au goût, en écrasant les pommes de terre avec une cuiller en bois et en remuant, pendant 3 à 4 minutes, ou jusqu'à ce que le tout soit bien mélangé. Servir immédiatement.

- **Variante** Faire bouillir les pommes de terre et le chou dans du bouillon de légumes au lieu de l'eau.

Pommes de terre rôties au four

4 À 5 PORTIONS

· · ·

Truc
En l'absence de persil et de romarin frais, utilisez des quantités égales de persil et de romarin séchés.

- Préchauffer le four à 190 °C (375 °F)
- Rôtissoire, légèrement graissée

5	grosses pommes de terre rouges, pelées et coupées en quartiers de 2,5 cm (1 po)	5
3 c. à soupe	d'huile d'olive extravierge	3 c. à soupe
1 c. à soupe	de persil frais, ciselé	1 c. à soupe
1 c. à café	de romarin frais, ciselé	1 c. à thé
	Sel	

1. Dans la rôtissoire, bien mélanger les pommes de terre, l'huile, le persil, le romarin et le sel, au goût.
2. Couvrir de papier d'aluminium et faire cuire au four préchauffé pendant 25 minutes. Retirer le papier et faire cuire 25 minutes de plus, ou jusqu'à ce que les pommes de terre soient tendres.

Pommes de terre farcies

2 PORTIONS

• • •

Trucs

«Tailler en julienne» signifie trancher l'aliment en lanières étroites de la taille d'une allumette.

Assurez-vous de bien rincer la luzerne avant de la consommer : elle peut contenir des bactéries.

2	grosses pommes de terre à cuire au four	2
250 ml	de hoummos (voir recette, page 138)	1 tasse
	Sel	
80 ml	de concombre pelé, taillé en julienne	1/3 de tasse
4 c. à soupe	de poivron rouge, coupé en dés	1/4 de tasse
2 c. à soupe	de ciboulette, ciselée	2 c. à soupe
	Luzerne	

1. Percer la peau des pommes de terre avec les dents d'une fourchette et les faire cuire au micro-ondes à intensité élevée pendant 6 à 7 minutes, ou jusqu'à ce qu'elles soient tendres. Les retirer avec précaution du four et les couper en deux sur la longueur. Évider chaque moitié, laissant environ 1 cm (1/2 po) de chair sur les parois, et mettre cette dernière dans un bol moyen.

2. Aérer la chair des pommes de terre à l'aide d'une fourchette et incorporer le hoummos et le sel, au goût. Farcir les pelures de pommes de terre de cette préparation. Garnir de lanières de concombre, de poivron rouge, de ciboulette et de luzerne, au goût.

- **Variante** Remplacer la luzerne par des germes de haricots.

Chou rouge et pommes au carvi

4 À 5 PORTIONS

• • •

Truc

Ce plat d'accompagnement nourrissant inclut du vinaigre de riz, mais vous pouvez l'éliminer entièrement si vous y êtes particulièrement sensible.

Des études ont démontré que le chou peut aider à combattre différents types de cancer, de maladies cardiaques et de problèmes digestifs.

1 c. à soupe	d'huile d'olive extravierge	1 c. à soupe
1 litre	de chou rouge, haché	4 tasses
2	grosses pommes, pelées et hachées	2
500 ml	de bouillon de légumes (du commerce, ou voir recette, page 155)	2 tasses
1 c. à soupe	d'aneth frais, ciselé	1 c. à soupe
1 c. à soupe	de vinaigre de riz (facultatif, selon la tolérance)	1 c. à soupe
1 c. à café	de sucre	1 c. à thé
1 c. à café	de graines de carvi	1 c. à thé
¼ de c. à café	d'ail en poudre (facultatif, selon la tolérance)	¼ de c. à thé
	Sel	

1. Dans une grande casserole, faire chauffer l'huile à feu moyen. Faire revenir le chou pendant 5 minutes, ou jusqu'à ce qu'il soit tout juste tendre. Ajouter les pommes et le bouillon ; porter à ébullition. Baisser le feu à moyen-doux et ajouter l'aneth, le vinaigre (si utilisé), le sucre, les graines de carvi, l'ail en poudre (si utilisé) et le sel, au goût. Laisser mijoter pendant 40 minutes, ou jusqu'à ce que le chou soit tendre.

Bette à carde à la chapelure

2 À 3 PORTIONS

■ ■ ■

Trucs

Si vous ne trouvez pas
de bette à carde, remplacez-la
par 300 g (10 oz) d'épinards.

La bette à carde rouge convient
aussi bien que la variété blanche
pour cette recette.

1	botte de bette à carde, extrémités enlevées	1
1 c. à café	d'huile d'olive	1 c. à thé
2 c. à soupe	d'oignon, haché (facultatif, selon la tolérance)	2 c. à soupe
2 c. à soupe	de chapelure assaisonnée	2 c. à soupe

1. Dans une grande casserole d'eau bouillante salée, faire cuire la bette à carde pendant 8 à 10 minutes, jusqu'à ce qu'elle soit tendre. Bien égoutter.

2. Dans une grande poêle, faire chauffer l'huile à feu vif. Faire revenir la bette à carde et l'oignon (si utilisé) pendant 5 minutes, jusqu'à ce que l'oignon soit tendre. Incorporer la chapelure en remuant et faire cuire pendant 2 à 3 minutes, ou jusqu'à ce que les légumes soient bien enrobés.

Poivrons rouges farcis

4 À 6 PORTIONS

• • •

Truc
Choisissez du riz blanc plutôt que le brun qui a tendance à devenir croquant lorsqu'il est cuit au four.

- Préchauffer le four à 350 °F (180 °C)
- Plat de cuisson de 3 litres (13 x 9 po), légèrement graissé

100 g	de riz arborio ou d'un autre riz à grains courts	½ tasse
2	blancs d'œufs, battus ou 4 c. à soupe de blancs d'œufs liquides	2
1	carotte, pelée et râpée	1
1	branche de céleri, émincée	1
4 c. à soupe	de persil frais, ciselé	¼ de tasse
1 c. à soupe	d'huile de canola	1 c. à soupe
3	poivrons rouges, coupés en deux sur la longueur, épépinés et nervures enlevées	3
	Sel	
80 ml	de mozzarella partiellement écrémée, râpée	⅓ de tasse

1. Dans une grande casserole d'eau salée, faire cuire partiellement le riz pendant 10 à 12 minutes, ou jusqu'à ce qu'il soit tout juste tendre. Égoutter et réserver.
2. Dans un bol moyen, mélanger le riz, les blancs d'œufs, la carotte, le céleri, le persil et l'huile.
3. Mettre les moitiés de poivrons dans le plat de cuisson graissé et les saler. Remplir les cavités des poivrons du mélange au riz et parsemer de fromage.
4. Couvrir et faire cuire dans le four préchauffé pendant 1 heure, ou jusqu'à ce que les poivrons soient tendres.

- **Préparer à l'avance** Se conservent jusqu'à 4 jours au réfrigérateur dans un contenant hermétique.

3 À 4 PORTIONS

...

Truc
Si vous ne trouvez pas
de pignons, utilisez des noix
de Grenoble hachées.

Épinards aux raisins secs et aux pignons

Égayez vos légumes verts avec le goût légèrement sucré des raisins secs et la saveur riche des pignons.

1 c. à soupe	d'huile de canola	1 c. à soupe
1,5 litre	d'épinards déchiquetés	6 tasses
4 c. à soupe	de raisins de Smyrne	¼ de tasse
4 c. à soupe	de pignons (facultatif)	¼ de tasse
	Sel	

1. Dans une grande casserole, faire chauffer l'huile à feu moyen-vif.

   Faire revenir les épinards pendant 5 minutes, ou jusqu'à ce qu'ils soient flétris.

   Ajouter les raisins secs, les pignons (si utilisés) et le sel, au goût.

2. Faire cuire pendant 5 minutes, ou jusqu'à ce que les pignons soient attendris.

Brocoli à la chinoise

2 À 3 PORTIONS

• • •

Truc

Les gens qui souffrent
de reflux acide devraient veiller
à ce que leurs repas soient
bien cuits, surtout les légumes,
pour en faciliter la digestion.
Les aliments *al dente*,
ou partiellement cuits,
peuvent être plus difficiles
à digérer et entraîner
des brûlures d'estomac.
Prolongez le temps de cuisson
du brocoli si vous le trouvez
difficile à digérer.

1	botte de brocoli	1
1 c. à soupe	d'huile végétale	1 c. à soupe
1 c. à soupe	de graines de sésame	1 c. à soupe
2 c. à soupe	de sauce soja à teneur réduite en sodium	2 c. à soupe
¼ de c. à café	d'ail en poudre (facultatif, selon la tolérance)	¼ de c. à thé

1. Couper les têtes de brocoli en fleurons. Peler les tiges et les hacher. Dans une grande casserole d'eau bouillante salée, faire cuire le brocoli pendant 3 à 5 minutes, ou jusqu'à ce qu'il soit tendre, mais encore croquant. Égoutter et réserver.

2. Dans une grande poêle, faire chauffer l'huile à feu moyen-vif. Faire rôtir les graines de sésame pendant 2 à 3 minutes, jusqu'à ce qu'elles libèrent leur arôme et soient bien dorées. Ajouter le brocoli, la sauce soja et l'ail en poudre (si utilisée) ; faire cuire, en remuant fréquemment, pendant 3 à 5 minutes, ou jusqu'à ce que toutes les différentes saveurs soient bien mêlées.

Haricots verts au bacon de dinde

4 À 6 PORTIONS

...

Truc
Des haricots à la française (paille) en conserve peuvent remplacer les frais ; faites-les revenir pendant 2 minutes au lieu de 5 à 7 minutes.

1 c. à soupe	d'huile d'olive extravierge	1 c. à soupe
500 ml	de haricots verts à la française (paille) surgelés, décongelés	2 tasses
4 c. à soupe	de bacon de dinde, tranché mince	¹/₄ de tasse
2 c. à soupe	de persil frais, ciselé	2 c. à soupe
1 c. à soupe	de basilic frais, ciselé	1 c. à soupe
¹/₄ de c. à café	d'ail en poudre (facultatif, selon la tolérance)	¹/₄ de c. à thé
	Sel	

1. Dans une grande poêle, faire chauffer l'huile à feu moyen-vif. Faire revenir les haricots pendant 5 à 7 minutes, jusqu'à ce qu'ils soient tendres. Ajouter le bacon de dinde, le persil, le basilic, l'ail en poudre (si utilisé) et le sel, au goût. Faire cuire pendant 5 minutes, ou jusqu'à ce que le bacon soit croustillant.

Capsule santé
Voici un plat de légumes facile à préparer et vraiment savoureux. Le bacon de dinde faible en matières grasses offre un agréable contraste avec la saveur douce des haricots verts, tous deux agrémentés par la présence des fines herbes, du sel et de l'ail en poudre. Ce plat d'accompagnement n'est pas hypercalorique et devrait être essayé par toute personne qui souffre de brûlures d'estomac qui apprécie les mélanges de saveurs intéressantes.

Fricassée de légumes-racines

3 À 4 PORTIONS

...

Ce plat qui regorge de vitamines remplace agréablement bien l' habituelle purée de pommes de terre.

2	grosses carottes, pelées et hachées grossièrement	2
2	navets, pelés et hachés grossièrement	2
1	patate douce, pelée et hachée grossièrement	1
1 c. à soupe	de miel liquide	1 c. à soupe
1 c. à café	de margarine allégée	1 c. à thé
80 ml	de lait écrémé ou de lait écrémé sans lactose	1/3 de tasse

1. Dans une grande casserole d'eau bouillante salée, faire cuire les carottes, les navets et la patate douce, à mi-couvert, pendant 20 à 25 minutes, ou jusqu'à ce qu'ils soient tendres. Égoutter et remettre dans la casserole.

2. Ajouter le miel et la margarine aux légumes dans la casserole ; les piler à l'aide d'un pilon. Ajouter graduellement le lait et continuer de piler les légumes jusqu'à l'obtention d'une purée onctueuse. Servir immédiatement.

- **Variante** Remplacer le navet par 1 grosse pomme de terre rouge, pelée et hachée.

Courgettes aux fines herbes

2 À 3 PORTIONS

. . .

Truc
Servez les courgettes sur des pâtes ou comme plat d'accompagnement.

Ce plat regorge d' ingrédients qui combattent le reflux acide et plaisent à l' estomac.

2	courgettes, pelées et hachées	2
125 ml	de basilic frais, ciselé	½ tasse
1 c. à soupe	de persil frais, ciselé	1 c. à soupe
1 c. à café	de graines de fenouil	1 c. à thé
	Sel	

1. Vaporiser une grande poêle d'huile de cuisson végétale et faire chauffer à feu moyen-vif. Faire revenir les courgettes, le basilic, le persil, les graines de fenouil et le sel, au goût, pendant 10 à 15 minutes, ou jusqu'à ce que les légumes soient tendres.

- **Variante** Ajouter 125 ml (½ tasse) de poivron rouge haché menu pour plus de couleur et des nutriments supplémentaires.

Gratin d'asperges

3 À 4 PORTIONS

...

Truc
Pelez les extrémités parées des asperges, car elles sont parfois encore dures.

Capsule santé
Un plat hypoacide parfait pour les gens qui souffrent de reflux acide ! Ce délicieux plat d'accompagnement réunit les saveurs douces et la texture tendre des asperges à celle du fromage fondu. Les asperges sont une source de vitamine A, tout comme le fromage qui, en plus, contient des protéines et du calcium.

L'utilisation d'un fromage allégé aide à réduire la teneur en matières grasses de ce plat habituellement riche.

- Préchauffer le four à 180 °C (350 °F)
- Rôtissoire, légèrement graissée

225 g	d'asperges, extrémités parées	½ lb
1 c. à soupe	d'huile d'olive extravierge	1 c. à soupe
125 ml	de fromage suisse allégé, râpé	½ tasse
	Sel	

1. Dans une grande casserole d'eau bouillante salée dotée d'une marguerite, faire cuire les asperges à la vapeur pendant 5 à 7 minutes, jusqu'à ce qu'elles soient tendres, mais encore croquantes. Égoutter et réserver.
2. Mettre les asperges dans la rôtissoire graissée et les arroser d'un filet d'huile. Parsemer de fromage et de sel, au goût.
3. Couvrir de papier d'aluminium et faire cuire dans le four préchauffé pendant 10 à 15 minutes, ou jusqu'à ce que le fromage ait fondu.

- **Variantes** Remplacer le fromage suisse par de la mozzarella partiellement écrémée. Hacher les restes et les servir avec des œufs brouillés.

Farce au pain

6 À 8 PORTIONS

• • •

Trucs

Utilisez 1 c. à café (à thé) de sauge et de thym séchés, chacun, si des fines herbes fraîches ne sont pas disponibles.

Assurez-vous d'utiliser du pain sec : du pain à la mie tendre donnera une farce détrempée.

Pour une garniture plus croustillante, laissez le plat à découvert pendant les 5 dernières minutes de cuisson.

L'ajout de graines de fenouil remet au goût du jour cette vieille recette populaire.

- Préchauffer le four à 190 °C (375 °F)
- Plat de cuisson carré de 2,5 litres (9 po), légèrement graissé

45 g	de margarine allégée, divisée	3 c. à soupe
500 ml	de céleri, avec les feuilles, haché	2 tasses
1 c. à soupe	de sauge fraîche, ciselée	1 c. à soupe
1 c. à soupe	de thym frais, ciselé	1 c. à soupe
1 c. à café	de graines de fenouil	1 c. à thé
½ c. à café	d'oignon en poudre (facultatif, selon la tolérance)	½ c. à thé
	Sel	
2,5 litres	de pain blanc rassis, coupé en cubes de 1 cm (½ po) (environ 20 tranches)	10 tasses
250 ml	de bouillon de poulet (du commerce, ou voir recette, page 154)	1 tasse

1. Dans une grande poêle, faire fondre 2 c. à soupe de la margarine à feu moyen-vif. Faire cuire le céleri, la sauge, le thym, les graines de fenouil, l'oignon en poudre (si utilisé) et le sel, au goût, en remuant, pendant 7 à 8 minutes, ou jusqu'à ce que le céleri soit tendre.

2. Dans un grand bol, combiner la préparation au céleri avec les cubes de pain. Répartir dans le plat de cuisson graissé et incorporer le bouillon. Parsemer de la margarine qui reste (1 c. à soupe).

3. Couvrir et faire cuire dans le four préchauffé pendant 45 à 60 minutes, ou jusqu'à ce qu'un cure-dent inséré dans le centre en ressorte sec.

Desserts

DONNE 1 PAIN

Pain aux carottes

. . .

Truc
Ajoutez de la noix de coco non
sucrée, si vous le désirez.

- Préchauffer le four à 180 °C (350 °F)
- Moule à pain de 2 litres (9 x 5 po), légèrement graissé

110 g	de sucre	½ tasse
1 c. à café	de poudre levante	1 c. à thé
175 g	de farine	1 ½ tasse
3	œufs, battus	3
500 ml	de carottes, pelées et râpées	2 tasses
40 g	de noix de Grenoble, hachées	½ tasse
125 ml	de raisins de Smyrne	½ tasse
4 c. à soupe	d'huile de canola	¼ de tasse
1 c. à café	de vanille	1 c. à thé
½ c. à café	de cannelle moulue	½ c. à thé
¼ de c. à café	de sel	¼ de c. à thé

Capsule santé
Ce pain aux carottes est plein de
savoureux ingrédients, sources
de nutriments importants.
Il fournit des glucides, des
matières grasses et des protéines
en quantités généreuses, ainsi
que des minéraux tels que du fer,
et des vitamines comme le
bêta-carotène. L' arôme qui se
dégage de ce pain pendant
qu' il cuit... absolument divin !

1. Tamiser le sucre et la poudre levante dans un grand bol. Incorporer graduellement la farine et bien mélanger. Ajouter les œufs, les carottes, les noix de Grenoble, les raisins secs, l'huile, la vanille, la cannelle et le sel. Verser dans un moule à pain et égaliser le dessus.

2. Faire cuire dans le four préchauffé pendant 50 à 55 minutes, ou jusqu'à ce qu'un cure-dent inséré au centre en ressorte sec. Laisser refroidir sur une grille pendant environ 30 minutes. Servir à température ambiante.

2 À 3 PORTIONS

∎ ∎ ∎

Croustade aux pommes minute

Voici une alternative plus facile et plus légère à la croustade aux pommes traditionnelle.

- Préchauffer le four à 190 °C (375 °F)
- Plat de cuisson de 3 litres (13 x 9 po), légèrement graissé

2	grosses pommes, pelées et tranchées mince	2
1 c. à café	de margarine allégée	1 c. à thé
4 c. à soupe	de flocons d'avoine à cuisson rapide	1/4 de tasse
1 c. à café	de cassonade foncée, légèrement tassée	1 c. à thé

1. Disposer les tranches de pommes dans le fond du plat de cuisson en une seule couche et parsemer de noix de margarine. Parsemer de flocons d'avoine et de cassonade.
2. Couvrir et faire cuire au four préchauffé pendant 35 minutes, ou jusqu'à ce que les pommes soient tendres.

Délice aux biscuits Graham (secs)

8 À 10 PORTIONS

• • •

Trucs

Doit être consommé dans les 24 heures après avoir été préparé, sinon le dessert sera mou et détrempé.

Préparez-le dans un contenant en plastique pour en faciliter le rangement.

Ce dessert facile ne nécessite pas de cuisson et son goût rappelle celui du shortcake aux fraises.

- Plat carré de 2 litres (8 po)

1	paquet de 100 g (3 ½ oz) de préparation à pouding à la vanille, sans gras	1
	Biscuits Graham (secs) faibles en gras	
4	grosses fraises, tranchées mince	4

1. Préparer le pouding à la vanille selon les directives sur l'emballage.
2. Répartir uniformément les biscuits Graham dans le fond du plat carré. Étaler le pouding en quantité généreuse sur les biscuits. Recouvrir des fines tranches de fraises. Répéter le nombre désiré de couches. Réfrigérer pendant 2 à 3 heures, ou jusqu'à ce que le pouding soit pris.

Compote de pommes facile

...

Ce délice fait maison est idéal pour les journées de reflux acide douloureux. C'est un dessert léger et doux pour l'estomac, et il se prépare en un tournemain.

3	grosses pommes, pelées et coupées en quartiers	3
½ c. à café	de sucre	½ c. à thé
¼ de c. à café	de cannelle moulue	¼ de c. à thé
Pincée	de muscade moulue	Pincée

1. Dans une casserole moyenne, porter à ébullition 250 ml (1 tasse) d'eau à feu vif. Ajouter les pommes, le sucre, la cannelle et la muscade ; baisser le feu à moyen et laisser mijoter, à mi-couvert, pendant 30 minutes, ou jusqu'à ce que les pommes soient très tendres. Laisser refroidir et piler jusqu'à la consistance désirée.

- **Préparer à l'avance** Se conserve jusqu'à 4 jours au réfrigérateur dans un contenant hermétique.

Gâteau velouté aux pêches

• • •

Truc
Les gâteaux faits à partir de blancs d'œufs ne prennent pas une teinte aussi dorée que les gâteaux faits à partir d'œufs entiers.

Les blancs d'œufs de ce gâteau le rendent incroyablement léger et moelleux. Voilà un dessert qui ne devrait pas causer de brûlures d'estomac.

- Préchauffer le four à 180 °C (350 °F)
- Plat de cuisson de 28 x 18 cm (11 x 7 po), légèrement graissé

110 g	de sucre	½ tasse
110 g	de margarine allégée	½ tasse
8	blancs d'œufs	8
	ou	
250 ml	de blancs d'œufs liquides	1 tasse
1 c. à café	de vanille	1 c. à thé
175 g	de farine	1 ½ tasse
1 ½ c. à café	de poudre levante	1 ½ c. à thé
400 ml	de pêches en tranches en conserve, égouttées	1
	Cassonade foncée	
	Canelle moulue	

1. Dans un grand bol, à l'aide du mélangeur, battre en crème le sucre et la margarine. Ajouter graduellement les blancs d'œufs et la vanille, en battant à vitesse moyenne jusqu'à consistance homogène. Incorporer la farine et la poudre levante, et bien mélanger.
2. Étaler la pâte à gâteau dans le plat de cuisson graissé. Disposer les tranches de pêches sur la pâte, côte à côte, et les enfoncer dans la pâte. Saupoudrer d'une fine couche de cassonade et de cannelle, au goût.

3. Faire cuire dans le four préchauffé pendant 40 à 45 minutes, ou jusqu'à ce que le dessus soit bien doré et qu'un cure-dent inséré dans le centre en ressorte sec.

- **Variante** Pendant la saison des prunes mauves, remplacer les pêches par 10 à 12 prunes. Les couper en deux, les dénoyauter et les disposer sur la pâte, le côté tranché vers le haut.

DONNE ENVIRON
3 DOUZAINES DE BISCUITS

. . .

Biscuits à l'avoine et aux raisins secs

En éliminant les jaunes d' œufs et en réduisant la quantité de sucre qui entre dans la composition de cette recette, ces biscuits sont tout légers et délicieux.

- Préchauffer le four à 180 °C (350 °F)
- Tôles à biscuits, légèrement graissées

250 ml	de flocons d'avoine à cuisson rapide	1 tasse
80 g	de farine	3/4 de tasse
175 ml	de raisins de Smyrne	3/4 de tasse
60 g	de sucre	1/4 de tasse
50 g	cassonade foncée, légèrement tassée	1/4 de tasse
3/4 de c. à café	de bicarbonate de soude	3/4 de c. à thé
3/4 de c. à café	de poudre levante	3/4 de c. à thé
2	blancs d'œufs	2
	ou	
4 c. à soupe	de blancs d'œufs liquides, légèrement battus	4 c. à soupe
110 g	de margarine, ramollie	1/2 tasse
1 c. à café	de vanille	1 c. à thé

1. Dans un grand bol, combiner les flocons d'avoine, la farine, les raisins secs, le sucre, la cassonade, le bicarbonate de soude et la poudre levante. Incorporer les blancs d'œufs, la margarine et la vanille, et mélanger jusqu'à l'obtention d'une pâte moelleuse.

Capsule santé

Ces délicieux biscuits sont pleins de saveurs agréables et de nutriments importants. L'avoine et les raisins secs sont une excellente source de fibres solubles. Ces biscuits sont également riches en glucides, contiennent une quantité modérée de matières grasses contribuant à leur valeur énergétique, et sont remplis de vitamines et de minéraux. Vous serez incapables de leur résister !

2. Disposer de petites cuillerées combles de pâte à biscuits sur les tôles graissées, en laissant un espace de 5 cm (2 po) entre chacune. Faire cuire dans le four préchauffé pendant 10 minutes, ou jusqu'à ce que les biscuits soient bien dorés. Laisser refroidir sur les tôles pendant 30 minutes.

- **Préparer à l'avance** Se conservent jusqu'à 3 jours à la température ambiante dans un contenant hermétique.

DONNE 12 MUFFINS

...

Muffins au son et à la compote de pommes

L' utilisation de blancs d' œufs et de compote de pommes réduit la quantité de matières grasses de ces muffins beaucoup moins gras que ceux vendus sur le marché.

- Préchauffer le four à 180 °C (350 °F)
- Moule pour 12 muffins, non graissé

140 g	de farine	1 ¼ tasse
1 ½ c. à café	de poudre levante	1 ½ c. à thé
½ c. à café	de bicarbonate de soude	½ c. à thé
¼ de c. à café	de sel	¼ de c. à thé
2	blancs d'œufs	2
	ou	
4 c. à soupe	de blancs d'œufs liquides	4 c. à soupe
375 ml	de céréales aux flocons de son	1 ½ tasse
175 g	de sucre	¾ de tasse
4 c. à soupe	de raisins de Smyrne	¼ de tasse
80 ml	d'huile de canola	⅓ de tasse
4 c. à soupe	de compote de pommes non sucrée	¼ de tasse

1. Tamiser la farine, la poudre levante, le bicarbonate de soude et le sel dans un grand bol. Incorporer les blancs d'œufs, le son, le sucre et les raisins secs. Ajouter graduellement 250 ml (1 tasse) d'eau, l'huile et la compote de pommes, en veillant à bien mélanger pour éviter les grumeaux.

2. Verser dans le moule à muffins, en remplissant chaque cavité aux ⅔. Faire cuire dans le four préchauffé pendant 30 à 35 minutes, ou jusqu'à ce que le dessus d'un muffin reprenne sa forme après une légère pression du doigt.

Carrés à la confiture

■ ■ ■

Truc

Si vous ne possédez pas de coupe-pâte, servez-vous de deux couteaux dans un mouvement entrecroisé pour créer une texture grumeleuse.

L'utilisation de confiture comportant moins de sucre aide à rendre moins sucrés des desserts qui peuvent causer des malaises aux gens qui souffrent de reflux acide.

- Préchauffer le four à 180 °C (350 °F)
- Plat à cuisson carré de 2 litres (8 po), légèrement graissé

175 g	de farine	1 1/2 tasse
150 g	de margarine, ramollie	1/3 de tasse
60 g	de sucre	1/4 de tasse
1 c. à café	de poudre levante	1 c. à thé
1/2 c. à café	de vanille	1/2 c. à thé
250 ml	de confiture aux bleuets (myrtilles) à teneur réduite en sucre	1 tasse

1. Dans un grand bol, à l'aide d'un coupe-pâte, combiner la farine, la margarine, le sucre, la poudre levante et la vanille jusqu'à la formation de grumeaux. Presser les trois quarts de cette pâte dans le fond du plat à cuisson et étaler la confiture. Parsemer le reste de la pâte sur le dessus.
2. Faire cuire dans le four préchauffé pendant 45 à 50 minutes, ou jusqu'à ce que le dessus soit légèrement doré. Laisser refroidir et couper en carrés.

- **Variante** Remplacer la confiture aux bleuets par de la confiture de pêches ou de fraises à teneur réduite en sucre.

- **Préparer à l'avance** Se conservent jusqu'à 3 jours à la température ambiante dans un contenant hermétique.

Dessert étagé aux fraises

6 À 8 PORTIONS

...

Truc
Assurez-vous que la gélatine au parfum de fraise est *vraiment* prise avant de la recouvrir de celle au parfum de framboise.

La poudre de gélatine allégée et les produits laitiers sans gras font de ce dessert une délicieuse gâterie pour les gens qui souffrent de reflux acide.

▪ Moule à gélatine de 1 litre (4 tasses)

15 g	de poudre de gélatine allégée au parfum de fraise (1 sachet)	1/2 oz
375 ml	de fraises, tranchées mince	1 1/2 tasse
15 g	de poudre de gélatine allégée au parfum de framboise (1 sachet)	1/2 oz
250 ml	de garniture fouettée allégée	1 tasse
125 g	de fromage à la crème ultraléger, amolli	1/4 de lb

1. Dans un grand bol, préparer la gélatine aux fraises selon les directives de l'emballage. Incorporer les tranches de fraises et verser dans un moule à gélatine. Réfrigérer pendant 2 à 3 heures, ou jusqu'à ce que ce soit pris.

2. Dans un autre bol, préparer la gélatine à la framboise selon les directives de l'emballage. Laisser tiédir et ajouter la garniture fouettée et le fromage à la crème, en veillant à bien mélanger jusqu'à l'obtention d'une crème onctueuse. Réfrigérer jusqu'à ce que la gélatine soit presque prise, environ 1 heure.

3. Lorsque la gélatine à la fraise est prise, verser la gélatine au parfum de framboise dessus. Réfrigérer jusqu'à ce que le dessert soit pris, environ 2 heures. Démouler sur un plat de service.

- **Variantes** Remplacer la gélatine au parfum de fraise par de la gélatine au parfum de pêche, et remplacer les fraises par 400 ml (14 oz) de pêches en conserve, égouttées et tranchées mince.

- **Préparer à l'avance** Se conserve jusqu'à 3 jours au réfrigérateur dans un contenant hermétique.

Laits frappés et jus

Smoothie flamboyant

■ ■ ■

Truc
Réfrigérer les fruits pendant
au moins 1 à 2 heures
avant de les utiliser.

En plus d'avoir bon goût, cette boisson, grâce à la papaye, aide à soulager les malaises gastriques.

4	fraises, tranchées	4
1	papaye, pelée et épépinée	1
125 ml	de lait écrémé ou de lait écrémé sans lactose	1/2 tasse
3 c. à café	de miel liquide	2 c. à thé

1. Mettre les fraises, la papaye, le lait et le miel dans le mélangeur, et bien mélanger jusqu'à l'obtention d'une boisson homogène. Servir immédiatement.

- **Variante** Remplacer le lait par 80 ml (1/3 de tasse) de yogourt nature sans gras. Ajouter 80 ml (1/3 de tasse) d'eau pour allonger le mélange, et ajouter du miel, au goût.

Smoothie aux cerises et aux fruits sauvages

DONNE 375 ML (1 ¹/2 TASSE)

...

Trucs

Réfrigérez les fruits pendant au moins 1 à 2 heures avant de les utiliser.

Ajoutez 1 c. à café (à thé) de miel liquide, si vous voulez.

2	glaçons	2
125 ml	de bleuets (myrtilles)	¹/2 tasse
125 ml	de fraises, tranchées	¹/2 tasse
4 c. à soupe	de cerises, dénoyautées, tranchées	¹/4 de tasse
4 c. à soupe	de lait écrémé ou de lait écrémé sans lactose	¹/4 de tasse

1. Mettre les glaçons, les bleuets, les fraises, les cerises et le lait dans le mélangeur, et bien mélanger jusqu'à l'obtention d'une boisson homogène. Servir immédiatement.

Lait frappé fraîcheur

• • •

Trucs

Réfrigérez les fruits
pendant au moins 1 à 2 heures
avant de les utiliser.

Le tofu se trouve dans la section
des produits réfrigérés ou des
fruits et légumes de la plupart des
grands marchés d'alimentation.
Pour obtenir le plus de nutriments
possible, achetez du tofu enrichi
de calcium.

Bénéficiez des bienfaits du tofu velouté dans vos boissons. Riche en calcium et en protéines, le tofu est idéal pour les gens intolérants au lactose et ceux qui suivent un régime riche en protéines.

250 ml	de melon, coupé en cubes	1 tasse
4 c. à soupe	tofu velouté, égoutté	¹/4 de tasse
4 c. à soupe	de bleuets (myrtilles)	¹/4 de tasse
1 ¹/2 c. à soupe	de miel liquide	1 ¹/2 c. à soupe

1. Mettre le melon, le tofu, les bleuets et le miel dans le mélangeur, et bien mélanger jusqu'à l'obtention d'une boisson homogène. Servir immédiatement.

Capsule santé

Quelle façon intéressante de combiner les fruits, les protéines et le goût du miel! Voici une boisson faible en gras qui contient des protéines et une grande quantité de glucides d'origine naturelle. Cette boisson est une excellente source de produits phytochimiques qui se présentent naturellement dans certains fruits et légumes qui sont reconnus comme aliments anticancer. Les bleuets (myrtilles) et le tofu jouent tous deux ce rôle.

Smoothie au melon

DONNE 375 ML (1 ¹/2 TASSE)

. . .

Truc
Réfrigérer les fruits
pendant au moins 1 à 2 heures
avant de les utiliser.

Le melon est incomparable pour se rafraîchir en pleine canicule.

250 ml	de melon brodé (cantaloup), coupé en dés	1 tasse
125 ml	de tofu velouté, égoutté	¹/2 tasse
4 c. à soupe	de framboises	¹/4 de tasse
1 c. à soupe	de miel liquide	1 c. à soupe

1. Mettre le melon, le tofu, les framboises, 4 c. à soupe d'eau et le miel dans le mélangeur, et bien mélanger jusqu'à l'obtention d'une boisson homogène. Servir immédiatement.

- **Variante** Remplacer les framboises par des cerises, dénoyautées et tranchées.

Boisson fruitée

DONNE 250 ML (1 TASSE)

· · ·

Trucs

Réfrigérez les fruits pendant au moins 1 à 2 heures avant de les utiliser.

Ajoutez 4 c. à soupe d'eau si vous trouvez la boisson trop épaisse.

Servez ce mélange fruité comme collation ou comme dessert santé.

1	**glaçon**	**1**
1	**pêche, coupée en quartiers**	**1**
1	**abricot, coupé en petits quartiers**	**1**
125 ml	**de bleuets (myrtilles)**	**1/2 tasse**
4 c. à soupe	**de lait écrémé ou de lait écrémé sans lactose**	**1/4 de tasse**
	Miel liquide	

1. Mettre le glaçon, la pêche, l'abricot, les bleuets, le lait et le miel dans le mélangeur, et bien mélanger jusqu'à l'obtention d'une boisson homogène. Servir immédiatement.

Fusion de légumes

DONNE 250 ML (1 TASSE)

. . .

Trucs

Ne pelez pas les carottes afin d'en conserver les précieux nutriments. Rincez-les à l'eau froide et utilisez une brosse à légumes pour enlever toute trace de terre. Enlever les extrémités qui renferment parfois des bactéries.

Si vous préférez les jus froids, réfrigérez les légumes avant de les utiliser.

Capsule santé

La saveur prononcée des épinards et de la betterave se marient bien à la saveur douce des carottes et de la pomme. Le potassium et la vitamine A caroténoïde sont les principaux nutriments de cette boisson. Les légumes et les fruits de cette boisson ont tous été reconnus comme des aliments qui aident à combattre le cancer. Voici une boisson facile à faire et à savourer.

Faire ses propres jus est une excellente façon d' avoir son apport quotidien en fruits et légumes. Utilisez une centrifugeuse et non un mélangeur pour cette boisson et toutes celles qui suivent.

3	**feuilles d'épinards**	3
2	**carottes**	2
1	**betterave, pelée et coupée en quartiers**	1
1	**pomme, parée et coupée en quartiers**	1
	Persil frais	

1. Dans la centrifugeuse, extraire le jus des épinards, des carottes, de la betterave, de la pomme et du persil, au goût. Servir immédiatement.

- **Variante** Remplacer les épinards par de la laitue.

Baume pour l'estomac

Donne 375 ml (1 ½ tasse)

. . .

Trucs
Ajoutez une poignée de persil frais, si vous voulez.
Si vous préférez les jus froids, réfrigérez les légumes avant de les utiliser.

Si vous n' aimez pas manger le fenouil cru, ajoutez-le plutôt à vos boissons. La combinaison pomme-carottes-fenouil fait que cette boisson plaît au palais, tout en étant apaisante pour les gens qui souffrent de reflux acide.

4	carottes	4
1	grosse pomme, parée et coupée en quartiers	1
1	morceau de 7,5 cm (3 po) de bulbe de fenouil	1

1. Dans la centrifugeuse, extraire le jus des carottes, de la pomme et du fenouil. Servir immédiatement.

Capsule santé
Cette boisson est apaisante pour ceux dont les symptômes de reflux acide refont surface. Le fenouil, combiné avec la pomme et les carottes, aide à la digestion. Cette boisson est une source de produits phytochimiques qui proviennent des carottes et de la pomme, ainsi que d' antioxydants et de potassium. En plus d' être délicieux, ce jus aide à contrôler vos symptômes.

Jus de pomme-carotte-coriandre

. . .

Trucs
Remplacez la coriandre
par du persil, si vous voulez.
Si vous préférez les jus froids,
réfrigérez les légumes
avant de les utiliser.

Cette boisson regorge de nutriments bons pour le système immunitaire,
un choix idéal les journées où vous n'êtes pas dans votre assiette.

3	carottes	3
1	pomme, parée et coupée en quartiers	1
2	brins de coriandre fraîche	2

1. Dans la centrifugeuse, extraire le jus des carottes, de la pomme et de la coriandre.
   Servir immédiatement.

Plaisir d'été

DONNE 250 ML (1 TASSE)

• • •

Trucs

Ajoutez du miel liquide au goût, si vous voulez.

Si vous préférez les jus froids, réfrigérez les légumes avant de les utiliser.

Les carottes au goût sucré accompagnent bien presque tous les fruits et légumes.

4	fraises	4
1	carotte	1
125 ml	de chair de melon brodé (cantaloup), épépinée et coupée en cubes	1/2 tasse

1. Dans la centrifugeuse, extraire le jus des fraises, de la carotte et du melon. Servir immédiatement.

Macédoine de fruits rafraîchissante

DONNE 250 ML (1 TASSE)

...

Trucs

L'eau évite que le jus
ne soit trop épais.

Si vous préférez les jus froids,
réfrigérez les fruits et la carotte
avant de les utiliser.

*Oubliez la limonade! Ce délicieux mélange de fruits et de carotte est idéal
pour se désaltérer lorsque le mercure est à la hausse.*

1	**carotte**	1
1	**poire, parée et coupée en quartiers**	1
1	**pomme, parée et coupée en quartiers**	1

1. Dans la centrifugeuse, extraire le jus de la carotte, de la poire et de la pomme.
   Ajouter 4 c. à soupe d'eau et bien mélanger. Servir immédiatement.

Capsule santé

*Comme le nom le suggère,
cette boisson est une
combinaison rafraîchissante
d'ingrédients bien tolérés
qui se trouvent à portée de main.
La pomme et la poire renferment
des produits phytochimiques,
le potassium est fourni par tous
les ingrédients, et la carotte
est une source naturelle de
bêta-carotène. La centrifugeuse
vous permettra de préparer
ce jus en quelques minutes.*

Jus rubis éclatant

DONNE 250 ML (1 TASSE)

. . .

Trucs

Il a été démontré que
le jus de chou aide à traiter
les ulcères gastroduodénaux.
Trop de gingembre peut rendre
le jus trop piquant. Utilisez
la quantité recommandée
dans la recette.

Si vous préférez les jus froids,
réfrigérez les légumes
avant de les utiliser.

Capsule santé

Voici une boisson extraordinaire !
Les saveurs douces de la pomme
et de la betterave se marient
au chou et aux carottes sucrées
pour donner une boisson riche
en nutriments et en produits
phytochimiques importants.
Le gingembre et la coriandre
sont un plaisir de plus pour
les papilles gustatives.
Difficile de croire que quelque
chose d' aussi délicieux puisse
être bon pour la santé !

*Le gingembre est utilisé pour combattre la nausée et les vomissements,
et soulager les malaises gastriques. La combinaison du gingembre, des
betteraves pleines de fer et des pommes et des carottes au goût sucré
font de cette boisson une vraie gâterie et un baume pour ceux qui souffrent
de reflux acide.*

2	**carottes**	2
1	**pomme, parée et coupée en quartiers**	1
1	**morceau de 1,5 cm (1/2 po) de gingembre frais**	1
1	**tranche de 2,5 cm (1 po) de chou**	1
1	**betterave, pelée et coupée en quartiers**	1
	Coriandre fraîche	

1. Dans la centrifugeuse, extraire le jus des carottes, de la pomme, du gingembre,
   du chou, de la betterave et de la coriandre, au goût. Servir immédiatement.

Annexes

Glossaire

Acide chlorhydrique: substance principale des sucs gastriques. Il se trouve dans l'estomac et contribue à la décomposition des aliments qui entrent dans le système digestif.

Agent prokinétique: catégorie de médicaments qui servent à faciliter le déplacement du bol alimentaire de l'estomac à l'intestin grêle.

Antagonistes des récepteurs H2: (Inhibiteurs des récepteurs H2 ou H2-bloquants): catégorie de médicaments qui inhibent l'action de l'histamine au niveau des cellules de l'estomac.

Antiacides: médicaments utilisés pour neutraliser l'acide chlorhydrique de l'estomac; ils sont offerts en ventre libre (sans ordonnance).

Brûlures d'estomac: causent une sensation douloureuse dans l'œsophage ressentie comme une brûlure dans la région du thorax, derrière le sternum.

Cellules pariétales: cellules qui se trouvent sur le contour des glandes situées à l'intérieur de l'estomac; elles fournissent l'acide chlorhydrique de l'estomac.

Diaphragme: tissu musculaire et fibreux qui forme une cloison entre la poitrine et l'abdomen.

Dysphagie: difficulté à avaler, résultat fréquent d'une obstruction de l'œsophage ou de problèmes de coordination musculaire entre la bouche et l'œsophage inférieur.

Endoscopie: exploration visuelle de l'intérieur d'un organe ou d'une cavité au moyen d'une caméra.

Enzyme digestif: tout enzyme à l'intérieur du système digestif dont l'action facilite la décomposition chimique des protéines, des matières grasses et des glucides pour permettre au tube digestif de les absorber.

Fundoplication: intervention chirurgicale utilisée pour traiter un muscle du SIO lâche qui implique la création de plis de tissus à partir de la partie supérieure de l'estomac.

Gastroentérologue: médecin ayant reçu une formation spécialisée pour diagnostiquer et traiter les gens souffrant de maladies de l'appareil digestif.

Gastroparésie: changements à la motilité de l'estomac qui nuit à la vidange normale de l'estomac.

Gastroscopie (*Voir aussi* **Endoscopie**): exploration visuelle, à l'aide d'une caméra spécialisée du système digestif supérieur, de la bouche à l'estomac et au-delà, jusqu'à la partie supérieure de l'intestin grêle.

H2 bloquants: *Voir* Antagonistes des récepteurs H2

Helicobacter pylori (H. Pylori): type de bactérie qui adhère à la muqueuse de l'estomac, associée aux ulcères gastriques et duodénaux.

Hernie hiatale: glissement de la partie supérieure de l'estomac dans une ouverture du diaphragme; peut être la cause de RGOP chez certains individus.

Indigestion acide: sensation inconfortable de brûlures d'estomac, de plénitude et de ballonnement, accompagnée d'un goût aigre et acide dans la gorge ou dans la bouche.

Inhibiteurs des récepteurs H2: *Voir* Antagonistes des récepteurs H2

Inhibiteurs de la pompe à protons (IPP): médicaments qui inhibent la sécrétion d'acide gastrique dans l'estomac en bloquant l'action de l'enzyme hydrogène-potassium-ATP de la cellule pariétale située à l'intérieur de l'estomac.

Laryngite: réaction inflammatoire de la muqueuse qui recouvre les parois du larynx; une inflammation des cordes vocales et une voix rauque sont des manifestations associées à une laryngite.

Mucus: liquide visqueux sécrété par des membranes ou des glandes muqueuses.

Muqueuse (membrane/tissu): fines couches de tissus couvrant la paroi intérieure de divers organes du corps.

Œsophage: conduit musculaire creux qui va du pharynx à l'estomac.

Œsophage (cancer de l'): tumeur maligne de l'œsophage qui se manifeste plus fréquemment chez l'homme que chez la femme.

Œsophage (érosions de l'): petites déchirures de la muqueuse de l'œsophage qui se produisent chez certaines personnes qui souffrent de RGOP.

Œsophage de Barrett: changements à la muqueuse de l'œsophage; ces changements peuvent être un signe avant-coureur du cancer de l'œsophage.

Œsophagite: réaction inflammatoire de la muqueuse de l'œsophage.

Ondes péristaltiques: contractions régulées qui se produisent à l'intérieur du système digestif et qui servent à déplacer les aliments de la bouche à travers tout le tube digestif.

Pariétales: *Voir* Cellules pariétales

Péristaltiques: *Voir* Ondes péristaltiques

Pompe à protons: *Voir* Inhibiteurs de la pompe à protons

Prokinétique: *Voir* Agent prokinétique

Protons: *Voir* Inhibiteurs de la pompe à protons

Pylore: *Voir* Sphincter pylorique

Reflux acide: le refoulement de l'acide gastrique dans l'œsophage, souvent après les repas, mais pas toujours.

Reflux: refoulement de l'acide chlorhydrique et de la pepsine de l'estomac vers l'œsophage.

Reflux acide pathologique: lorsque des problèmes liés au reflux acide se présentent régulièrement, qu'ils nécessitent une thérapie médicale et nuisent à la qualité de vie de la personne qui en souffre.

Reflux gastro-œsophagien (RGO): refoulement de l'acide de l'estomac dans l'œsophage qui entraîne une sensation de brûlure douloureuse dans l'œsophage, résultant habituellement du fonctionnement anormal du muscle du SIO.

Reflux gastro-œsophagien pathologique (RGOP): lorsque les problèmes de RGO se manifestent fréquemment, qu'ils nécessitent un traitement médical et qu'ils nuisent à la qualité de vie de la personne qui en souffre, le trouble devient une pathologie.

Salive: liquide clair sécrété par les glandes salivaires et les muqueuses à l'intérieur de la bouche.

Sphincter (muscle): bande circulaire de muscle qui ouvre et referme une ouverture dans le corps, par exemple l'ouverture et la fermeture d'une partie du tube digestif.

Sphincter inférieur de l'œsophage (SIO): muscle annulaire puissant situé entre l'œsophage et l'estomac qui contrôle le passage des aliments liquides et solides de l'œsophage à l'estomac.

Sphincter pylorique (pylore): muscle annulaire qui ouvre et referme l'ouverture entre l'estomac et l'intestin grêle.

Sphincter supérieur de l'œsophage (SSO): muscle annulaire puissant situé entre la gorge et l'œsophage qui contrôle le passage des aliments liquides et solides de la gorge vers l'œsophage.

Sucs digestifs: liquide sécrété par les glandes qui se trouvent à l'intérieur de l'estomac; il est composé d'acide chlorhydrique, de certains enzymes digestifs et de mucosités.

Tube digestif: conduit musculaire creux qui va de la bouche à l'anus et dont les parois sont recouvertes d'une muqueuse.

Valve: sert à empêcher le refoulement ou le reflux de liquide entre différentes parties du corps.

Index de la première partie

Index de la deuxième partie — section recettes

Ressources

Canada

Les diététistes du Canada
480 University Ave, Suite 604
Toronto, Ontario
M5G 1V2
Tél.: 416 596 0857
Téléc.: 416 596 0603
Courriel: entralinfo@dietitians.ca
http://www.dietitians.ca

Association des maladies
gastro-intestinales fonctionnelles
90, boulevard Ste-Foy, bureau 105
Longueuil, Québec
J4J 1W4
Tél. et téléc.: 514 990-3355
Téléphone sans frais:
877 990-3355
Courriel: info@amgif.qc.ca
www.amgif.qc.ca

Fondation Canadienne
De La Santé Digestive
Bureau national de la FCSD
2511 Scotch Pine Drive
Oakville, Ontario
L6M 4C3
Tél.: 905 829-3949
Téléphone sans frais:
866 819-2333
Téléc.: 905 829-3958
Courriel: director@cdhf.ca
www.cdhf.ca

Association Canadienne
de Gastroentérologie
1540 Cornwall Road #224
Oakville, Ontario
L6J 7W5
Tél. sans frais: 888 780-0007
Téléc.: 905 829-0242
Courriel: general@caq-acg.org
www.cag-acg.org

Santé Canada
Bureau régional du Québec
200, boul. René-Lévesque Ouest
Complexe Guy-Favreau, Tour Est,
bureau 218
Montréal, Québec
H2Z 1X4
Tél.: 450 646-1353
Tél. sans frais: 800 561-3350
Téléc.: 514 283-6739
www.hc-sc.gc.ca/

Agence de santé publique
du Canada
Bureau régional du Québec
Complexe Guy-Favreau,
200, boul. René-Lévesque Ouest,
Tour Est
Montréal, Québec
H2Z 1X4
Tél.: 514 283-2858
Téléc.: 514 496-7012
PHAC_web_mail @phac-aspc.gc.ca
www.phac-aspc.gc.ca

Europe

Le Conseil Européen de
l'Information sur l'Alimentation
(EUFIC)
www.eufic.org/

France

Nutrition et digestion
Laboratoire de Physiologie
Digestive, UNIVERSITÉ PARIS V -
René Descartes
Faculté de Médecine
Hôpital Broussais.
96 rue Didot
75014 Paris

La Société Nationale Française
de Gastroentérologie (SNFGE)
Hôpital Robert Debré
Rue Serge Kochman - 51092
REIMS CEDEX
Tél.: (03) 26 35 94 31
secretariat.reims@snfge.org
www.snfge.org/

Centre de Recherche en Nutrition
Humaine (CRNH)
Centre d'exploration
Fonctionnelle et de Rééducation
Digestive (CEFRED)
Hôpital AVICENNE
125, rue de Stalingrad 93009
BOBIGNY Cedex
webmaster.pfd@brs.aphp.fr
pfd.aphp.org/

Ministère de la Santé, de la
jeunesse, des sports et de la vie
associative
14, avenue Duquesne
75350 Paris 07SP
www.sante.gouv.fr

Belgique

Service public fédéral (SPF) Santé
publique, Sécurité de la Chaîne
alimentaire et Environnement
Eurostation II
Place Victor Horta, 40 bte 10
1060 Bruxelles
Tél.: (02) 524 71 11
Courriel: info@health.fgov.be
Courriel: fonctionnaire-
information@health.fgov.be
www.health.fgov.be/

Suisse

Office fédéral de la santé
publique OFSP
3003 Berne
Tél.: (031) 322 21 11
Téléc.: (031) 323 37 72
www.bag.admin.ch/

Références

ALLEN, M.L., et autres, «The effect of raw onions on acid reflux and reflux symptoms», Amer J Gastroenterol (1990), vol. 85, nᵒ 4, p. 377-380.

ARMSTRONG, D., et autres, pour le Canadian Association of Gastroenterology Consensus Group. Canadian «Consensus Conference on the Management of Gastroesophageal Reflux Disease in Adults», Mise à jour 2004, Can J Gastroenterol (2005), vol. 19, nᵒ 1, p. 15-35.

ARMSTRONG, D., et autres, «The construction of a new evaluation GERD questionnaire – methods and state of the art», Digestion (2004), vol. 70, nᵒ 2, p. 71-78,.

ARMSTRONG, D., et autres, «Heartburn dominant, uninvestigated dyspepsia: a comparison of "PPI-start" and "H2-RA-start" management strategies in primary care – the CADET-HR Study», Aliment Pharmacol Ther (2005), vol. 21, nᵒ 10, p. 1189-1202.

ARMSTRONG, D., «Motion – All patients with GERDS should be offered once in a lifetime endoscopy: arguments for the motion», Can J Gastroenterol (2002), vol. 16, nᵒ 8, p. 549-551.

ARMSTRONG, D., «Review article: Gastric pH-the most relevant predictor of benefit in reflux disease?», Aliment Pharmacol Ther (2004), vol. 20, Suppl. 5, p. 19-26.

ARO, P., et autres, «Body mass index and chronice unexplained gastrointestinal symptoms: An adult endoscopic population-based study», Gut (2005), vol. 54, nᵒ 10, p. 1377-1383.

ARO, P., et T. STORSKRUBB, «Valid symptom reporting at upper endoscopy in random sample of the Swedish adult general population: The Kalixanda study», Scand J Gastroenterol (2004), vol. 39, nᵒ 12, p. 1289-1288.

AVIDAN, B., et autres, «Walking and chewing reduce postprandial acid reflux», Aliment Pharmacol Ther (2001), vol. 15, nᵒ 2, p. 151-155.

BAKER, L.H., D. LIEBERMAN, et M. OEHLKE, «Psychological distress in patients with gastroesophageal reflux disease», Am J Gastroenterol (1995), vol. 90, nᵒ 10, p. 1797-1803.

BARAK, N., et autres, «Gastro-esophageal reflux disease in obesity: pathophysiological and therpeutic consideration», Obes Rev (2002), vol. 3, nᵒ 1, p. 9-15.

BARDHAN, K.D., V. STANGHELLINI, D. ARMSTRONG et autres, «International validation of ReQuest in patients with endoscopy-negative gastro-esophageal reflux disease», Aliment Pharmacol Ther (2004), vol. 20, nᵒ 8, p. 891-898.

BARDHAN, K.D., «Intermittent and on-demand use of proton pump inhibitors in the management of symptomatic gastroesophageal reflux disease», Amer J Gastroenterol (2003), vol. 98, Suppl 3, p. S40-S48.

BARLOW, W.J., et R.C. ORLANDO, «The pathogenesis of heartburn in non-erosive reflux disease: a unifying hypothesis», Gastroentetrology (2005), vol. 128, nᵒ 3, p. 771-778.

BEYER, P.L., «Medical nutrition therapy for upper gastrointestinal tract disorders» dans Krause's Food, Nutrition, & Diet Therapy, 10ᵉ éd., 2004, MAHAN L.K., S. ESCOTT-STUMP (éd.), Toronto, Saunders Company, 1194 p.

BOECKXSTAENS, G.E. et autres, «Reproducibility of meal-induced transient lower esophageal sphincter relaxations in patients with gastroesophagel reflux disease», Neurogastroenterol Motil (2005), vol. 17, nᵒ 1, p. 23-28.

BOON, H., et M. SMITH, The Complete Natural Medicine Guide to the 50 Most Common Medicinal Herbs, 2003, Toronto, Robert Rose, 352 p.

BOYLE, J.T., «Acid secretion from birth to adulthood», J Pediatr Gastroenterol Nutr (2003), vol. 37, Suppl 1, p. S12-S16.

BRADLEY, L.A., et autres, «The relationship between stress and symptoms of gasrtoesophageal reflux: The influence of psychological factors», Am J gastroenterol (1993), vol. 88, nᵒ 01, p. 11-19.

BRAZER, S.R., et autres, «Effect of different coffees on esophageal acid contact time and symptoms in coffee-sensitive subjects», Physiol Behav (1995), vol. 57, nᵒ 3, p. 563-567.

BROWN, L.M., et autres, «Adenocarcinoma of the esophagus: role of obesity and diet», J Natl Cancer Inst (1995), vol. 87, nᵒ 2, p. 104-109.

BROWN, N.J. R.D. RUMSEY, N.W. READ, «The effect of the cholecystokinin antagonist devazepide (L364718) on the ileal brake mechanism in the rat», J Pharm Pharmacol (1993), vol. 45, nᵒ 12, p. 1033-1036.

BROWN, N.J. et autres, «The effect of adrenoceptor antagonists on the ileal brake mechanism in the rat», Br J Pharmacol (1992), vol. 105, nᵒ 3, p. 751-755.

BYTZER, P., «Goals of therapy and guidelines for treatment success in symptomatic gastroesophageal reflux disease patients», Amer J Gastroenterol (2003), vol. 98, Suppl, p. S31-S39.

BYTZER, P., «Gastroesophageal reflux disease: epidemiological challenges», Scan J Gastro (2005), vol. 40, nᵒ 3, p. 247-249.

CASTELL, D.O., JE. RICHTER (éd), The Esophagus, 4e éd., 2004, Philadelphia, Lippincott Williams & Wilkins, 714 p.

CASTELL, D.O., et autres, «Review article: The pathophysiology of gastro-esophageal reflux disease – esophageal manifestations» Aliment Pharmacol Ther (2004), vol. 20, Suppl 9, p. S14-S25.

CATARCI, M. et autres, «Evidence-based appraisal of antirelfux fundoplication», Ann Surg (2004), vol. 239, nᵒ 3, p. 325-327.

CEZARD, J.P., «Managing gastro-esophageal reflux disease in children», Digestion (2004), vol. 69, Suppl 1, p. 3-8,.

CHOW, W.H., et autres, «Body mass index ansd risk of adenocarcinomas of the esophagus and gastric cardia», J Natl Cancer Inst (1998), vol. 90, nᵒ 2, p. 150-155.

CLOUSE, R.E., «Psychiatric disorders in patients with esophageal disease», Med Clin North Am (1991), vol. 75, nᵒ 5, p. 1081-1096.

COLOMBO, et autres, «Effect of kcalories and fat on postprandial gastro-esophageal reflux», Scand J Gastroenterol (2002), vol. 37, nᵒ 1, p. 3-5.

Compendium of Pharmaceutics and Specialties, 37e éd., 2003, Toronto, Canadian Pharmacists Association.

CRAIG, W.R., et autres, «Metoclopromaide, Thickened feedings, and positioning for gastro-esophageal reflux in children under two years», Cochrane Database Syst Rev (2004), vol. 18, n⁰ 4, p. CD003502.

DENT, J., et autres, au nom du Genval Workshop Group, «An evidence-based appraisal of reflux disease management – the Genval Wokshop Report», Gut (1999), vol. 44, Suppl 4, p. S1-S16.

DENT, J., et autres, «Symptom evaluation in reflux disease: Workshop background, processes, terminology recommendations, and discussion outputs», Gut (2004), vol. 53, Suppl 4, p. iv 1-24.

DICKERSON, L.M., et D.E. KING, «Evaluation and management of nonulcer dyspepsia», Am Fam Physician (2004), vol. 70, n⁰ 1, p. 107-114.

DI FRANCESCO, V., et autres, «Obesity and gastro-esophageal acid reflux: Pathophysiological mechanisms and role of gastric bariatric surgery», Obes Surg (2004), vol. 14, n⁰ 8, p. 1095-1102.

EL-SERAG, H.B., et autres, «Obesity is an independent risk factor for GERD symptoms and erosive esophagitis», Am J Gastroenterol (2005), vol. 100, n⁰ 6, p. 1243-1250.

EL-SERAG, H.B., J.A. SATIA, et L. RABENECK, «Dietary intake and the risk of gastro-esophageal reflux disease: a cross sectionnal study in volunteers», Gut (2005), vol. 54, n⁰ 1, p. 11-17.

FALLONE, C.A., et autres, «Do physicians correctly assess patient symptom severity in gastro-esophageal reflux disease?» Aliment Pharmacol Ther (2004), vol. 20, n⁰ 10, p. 1161-1169.

FASS, R., «Epidemiology and pathophysiology of symptomatic gastro-esophageal reflux disease», Am J gastroenterol (2003), vol. 98, Suppl, p. S2-S7.

FASS, R., «Gastroesophageal reflux disease revisited», Gastroenterol Clin N Amer (2002), vol. 31, p. S1-S10.

FELDMANN, M, et C. BARNETT, «Relationship between the acidity and osmolality of popular beverages and reported postprandial heartburn», Gastroenterology (1995), vol. 108, n⁰ 1, p. 125-131.

FLYNN, C.A., «The evaluation and teratment of adults with gastroesophageal reflux disease», J Fam Pract (2001), vol. 50, n⁰ 1, p. 57-58 et p. 61-63.

FRASER-MOODIE, C.A., et autres, «Weight loss has an independent beneficial effect on symptoms of gastroesophageal reflux in patients who are overweight», Scan J Gastroenterol (1999), vol. 34, n⁰ 4, p. 337-340.

FRESTON, J.W., et G. TRIADAFILOPOULOS, «Review article: approaches to the long term management of adults with GERD-proteon pump inhibitor therapy, laproscopic fundoplication or endossopic therapy?» Aliment Pharmacol Ther (2004), vol. 19, Suppl 1, p. 35-42.

GALMICHE, J.P., «Gastro-esophageal reflux: does it matter what you eat?», Gut (1998), vol. 42, n⁰ 3, p. 330-333.

GALMICHE, J.P., et K. STEPHENSON, «Treatment of gastroesophageal reflux disease in adults: An individualized approach», Dig Dis (2004), vol. 22, n⁰ 2, p. 148-160.

GAMBITTA, P., et autres, «Management of patients with gastroesophageal reflux disease: a long term follow-up study» Curr Therap Res (1998), vol. 59, n⁰ 5, p. 275-287.

GIBBONS, T.E., et B.D. GOLD, «The use of proton pump inhibitors in children: A comprehensive review» Pediatr Drugs (2003), vol. 5, n⁰ 1, p. 25-40.

GOLD, B.D., «Review article: epidemiology and management of gastro-esophageal reflux in children», Aliment Pharmacol Ther (2004), vol. 19, Suppl, p. 22-27.

GOLD, B.D., «Outcomes of pediatric gastroesophageal reflux disease: in the first year of life, in childhood, and in adults... oh, and should we really leave Helicobacter pylori alone?», J Pediatr Gastroenterol Nutr (2003), vol. 37, Suppl 1, p. S33-S39.

GORDON, C., et autres, «The role of the hiatus hernia in gastro-esophageal reflux disease», Aliment Pharmacol Ther (2004), vol. 20, n⁰ 7, p. 719-732.

HASSALL, E., «Decisions in diagnosing and managing chronic gastro-esophageal reflux disease in children», J Pediatr (2005), vol. 136, Suppl 3, p. S3-S12.

HAYDEN, C.W., et autres, «Usage of supplemental alternative medicine by community-based patients with gastroesophageal reflux disease (GERD), Dig Dis Sci (2002), vol. 47, n⁰ 1, p. 1-8.

HOLLOWAY, R.H., «The anti-reflux barrier and mechanisms of gastro-esophageal reflux», Best Practice & Res Clin Gastroenterol (2000), vol. 14, n⁰ 5, p. 681-699.

HOLLOWAY, R.H., P. KOCYAN, et J. DENT, «Provocation of transient lower esophageal sphincter relaxations by meals in patients with symptomatic gastroesophageal reflux» Dig Dis Sci (1991), vol. 36, n⁰ 8, p. 1034-1039.

HOLTMANN, G., B. ADAM, et T. LIEBRGTS, «Review article: The patient with gastroesophageal reflux disease – lifestyle advice and medication», Aliment Pharmacol Ther (2004), vol. 20, Suppl 8, p. 24-27.

IRVINE E.J., «Quality of life assessment in gastro-esophageal reflux disease», Gut (2004), vol. 53, n⁰ Suppl 4, p. iv35-39.

JEEJEEBHOY, K.N., «Heart-burn issue: gastropesophageal reflux disease», Can J Diagnosis (2003), vol. 20, n⁰ 1, p. 73-80.

JOHNSTON, B.T., S.A. LEWIS, et A.H. LOVE, «Psychological factors in gastroesophageal reflux disease», Gut (1995), vol. 36, n⁰ 4, p. 481-482.

JOHNSTON, B.T., S.A. LEWIS, et A.H. LOVE, «Stress, personnality and social support in gastroesophageal reflux disease», Psychosom Res (1995), vol. 39, n⁰ 20, p. 221-226.

JONES, M.P., «Acid suppression in gastroesophageal reflux disease: Why? How? How much and when?» Pastgrad Med J (2002), vol. 78, n⁰ 922, p. 465-468.

KAHRILAS, P.J., «Diagnosis of symptomatic gastroesophagal reflux disease», Amer J Gastroenterol (2003), vol. 98, n⁰ Suppl 3, p. S15-S23.

KAMOLZ, T., F.A. GRANDERATH, et R. POINTNER, «Does major depression in patients with gastroesophageal reflux disease affect the outcome of laproscopic antireflux surgery?», Surg Endosc (2003), vol. 17, n⁰ 1, p. 55-60.

KAMOLZ, T., V. VELANOVICH, «Psychological and emotional aspects of gastroesophageal reflux disease», Dis Esophagus (2002), vol. 15, n⁰ 3, p. 199-203.

KAMOLZ, T., R. POINTNER, et V. VELANOVICH, «The impact of gastroesophageal reflux disease on quality of life», Surg Endosc (2003), vol. 17, n⁰ 8, p. 1193-1199.

KAMOLZ, T., R. POINTNER, «Gastroesophageal reflux disease: Heartburn from a psychological view», Minerva Gastroenterol Dietol (2004), vol. 50, n⁰ 3, p. 261-268.

KATELARIS, P.H., «An evaluation of current GERD therapy: A summary and comparison of effectiveness, adverse effects and costs of drugs, surgery and endoscopic therapy», Best Practice & Res Clin Gastroenterol (2004), vol. 18, S, p. 39-45.

KENDALL-REED, P., S. REED, The Complete Doctor's Stress Solution: Understanding, Treating, and preventing Stress and Stress-Related Illnesses, 2004, Toronto, Robert Rose, 288 p.

KINOSHITA, Y., «Review article: treatment of gastro-esophageal reflux disease – lifestyle advice and medication», Aliment Pharmacol Ther (2004), vol. 20, Suppl 8, p. 19-23.

KJELLIN, A., et autres, «Gastroesophageal reflux in obese patients is not reduced bu weight reduction» Scand J Gastroenterol (1996), vol. 31, n⁰ 11, p. 1047-1051.

KOCK, G.H., et autres, «The role of acid and duodenal gastroesophageal reflux in symptomatic GERD», Amer J Gastroenterol (2001), vol. 96, n⁰ 7, p. 2033-2040.

LAGERGREN, J., «Adenocarcinoma of oesophagus: what exactly is the size of the problem and who is at risk?», Gut (2005), vol. 54, Suppl 1, p. 1l-5.

LOCKE, R.G., «Natural history of nonerosive reflux disease. Is all gastroesophageal reflux the same? What is the evidence?», Gastroenterol Clin N Amer (2002), vol. 31, p. S59-S66.

LUNDELL, L., «Surgery of gastroesophageal reflux disease: a competitive or complimentray procedure?» Dig Dis (2004), vol. 22, n⁰ 2, p. 161-170.

MARTEAU, P., et P. SEKSIK, «Tolerance of probiotics and prebiotics», J Clin Gastroenterol (2004), vol. 38, n⁰ 6, Suppl, p. S67-S69.

MARTINI, F.H., «The digestive system»dans Fundamentals of Anatomy and Physiology, 2004, San Francisco, Pearson Education, p. 882-894.

MAYNE, S.T., et S.A . NAVARRO, «Diet, obesity and reflux in the etiology of adenocarcinomas of the esophagus and gastric cardia in humans», J Nutr (2002), vol. 132, Suppl 11, p. 3467S-3470S.

MAYNE, S.T., et autres, «Nutrient intake and risk of subtypes of esopageal and gastric cancer», Cancer Epidemiol Biomarkers Prev (2001), vol. 10, n⁰ 10, p. 1055-1062.

MEINING, A., et M. CLASSEN, «The role of diet and lifestyle measures in the pathogenesis and treatment of gastroesophageal reflux disease», Am J Gastroenterol (2000), vol. 95, n⁰ 10, p. 2692-2697.

MEYER, J.H., et autres, «Duodenal fat intensifies the perception of heartburn», Gut (2001), vol. 49, n⁰ 5, p. 624-628.

MCDONALD-HAILE, J., et autres, «Relaxation training reduces symptom reports and acid exposure in patients with gastroesophageal reflux disease», Gastroenterology (1994), vol. 107, n⁰ 1, p. 61-69.

MITTAL, R.K., «Pathophysiology of gastroesophageal reflux: motility factors», J Gastroenterol (2003), vol., 38, Suppl 15, p. 7-12.

MITTAL, R.K., «Do we understand how surgery prevents gastroesophageal reflux?» Gastroenterology (1994), vol. 106, n⁰ 6, p. 1714-1716.

MODLIN, I., et M. KIDD, «GERD 2004: Issues from the past and a consensus for the future», Best Practice & Res Clin Gastroenterol (2004), vol. 18, S, p. 55-66.

MODLIN, I., K.D. LYE, et M. KIDD, «Gastroesophageal reflux disease: then and now», J Clin Gastroenterol (2004), vol 38, nº 5, p. 390-402.

MONNIKES, H., et autres, «Evaluation of GERD symptoms during therapy. Part II. Psychometric evaluation and validation of the new questionnaire ReQuest in erosive GERD», Digestion (2004), vol. 69, nº 4, p. 238-244.

MOSS, S.F., et autres, «GERD 2003 – a consensus on the way ahead», Digestion (2004), vol. 67, nº 3, p. 111-117.

MURRAY, L., et autres, «Relationship between body mass and gastro-esophageal reflux symptoms: The Bristol Helicobacter Project», Int J Epidemiol (2003), vol. 32, nº 4, p. 645-650.

NALIBOFF, B.D., et autres, «The effect of life stress on symptoms of heartburn», Psychosom Med (2004), May-June; vol. 66, nº 3, p. 426-434.

NANDURKAR, S., et autres, «Relationship between mass index, diet, exercise, and gastroesophageal reflux symptoms in a community», Aliment Pharmacol Ther (2004), vol. 20, nº 5, p. 497-505.

NATIONAL ACADEMY OF SCIENCE: Dietary Reference Intake, 2000.

NEUMAYER, C., et autres, «Significant weight loss after Nissen fundoplication», Surg Endosc (2005), vol. 19 , p.15-20.

NILLSON, M., et autres, «Lifestyle related risk factors in the aetiology of gastro-esophageal reflux», Gut (2004), vol. 53, nº 12, p. 1730-1735.

NILLSON, M., et autres, «Prevalence of gastro-esophageal reflux symptoms and the influence of age and sex», Scan J Gastroenterol (2004), vol. 39, p.1040-1045.

NILLSON, M., et autres, «Body mass and reflux esophagitis: An oestrogen-dependant association?» Scand J Gastroenterol (2002), vol. 37, nº 6, p. 626-630.

NILLSON, M., et autres, «Randomized clinical trial of paroscopic versus open fundoplication for gastro-esophageal reflux», Br J Surg (2004), vol. 91, nº 5, p. 552-559.

NILLSON, M., et J. LAGERDEN, «The relation between body mass and gastro-oesophageal reflux», Best Practice & Res Clin Gastroenterol (2004), vol. 18, nº 6, p. 1117-1123.

OFMANN, J.J., «The economic and quality of life imapct of symptomatic gastroesophageal reflux disease», Amer J Gastroenterol (2003), vol. 98, Suppl, p. S8-S14.

OLDEN, K.W., «The psychological aspects of noncardiac chest pain», Gastroenterol Clin North Am (2004), vol. 33, nº 1, p. 61-67.

O'LEARY, C., et autres, «The prophylactic use of a proton pump inhibitor before food and alcohol», Aliment Pharmacol Ther (2003), vol. 17, nº 5, p. 683-686.

PACINI, F., C. CALABRESE, L. et CIPOLLETTA, «Burden of illness in Italian patients with gastroesophageal reflux disease», Curr med Res Opin (2005), vol. 21, nº 4, p. 495-502.

PALMER, K., «Review article: Indications for anti-reflux surgery and endoscopic anti-reflux procedures», Aliment Pharmacol Ther (2004), vol. 20, Suppl 8, p. 32-35.

PARE, P., et autres, «Validation of the GSFQ, a self-administrated symptom frequency questionnaire for patients with gastro-esophageal reflux disease», Can J Gastroenterol (2003), vol. 17, nº 5, p. 307-312.

PEHL, C., A. PFEIFFER, et A. WAIZENHOEFER, «Effect of caloric density of a meal on lower esophageal sphincter motility and gastro-esophageal reflux in healthy subjects», Aliment Pharmacol Ther (2001), vol. 15, no. 2, p. 233-239.

PEHL, C., et autres, «Effect of low and hight fat meals on lower esophageal sphincter motility and gastro-esophageal reflux in healthy subjects», Am J Gastroenterol (1999), 1999, vol. 94, n° 5, p. 1192-1196.

PENAGINI, R., «Fat and gastro-esophageal reflux disease», Eur J Gastroenterol Hepatol (2000), vol. 12, 12, p. 1343-1345.

PENAGINI, R., M. MANGANO, et P.A. BIANCHI, «Effect of increasing the fat content but not the energy load of a meal on gastroesophageal reflux and lower oesophageal sphincter motor function», Gut (1998), vol. 42, n° 3, p. 330-333.

PICHE, T., et autres, «Modulation by colonic fermentation of LES function in humans», Am J Physiol Gastrointest Liver Physiol (2000), vol. 278, p. G578-584.

PICHE, T., et autres, «Colonic fermentation influences lower esophageal sphincter function in gastroesophageal reflux disease», Gastroenterology (2003), vol. 124, n° 4, p. 894-902.

PICCA, S.N., et autres, «Motility disorders during pregnancy», Ann Int Med (1993), vol. 119, p. 637.

PLYNN, C.A., «The evaluation and of adults with gastroesophageal reflux disease» J Family Pract (2001), vol. 50, n° 1, p. 57-63.

PRASAD, M., A.M . RENTZ, et D.A. REVICKI, «The impact of treatment of gastroesophageal reflux disease on health-related quality of life: A literature review», Pharmacoeconomics (2003), vol. 21, n° 11, p. 769-790.

PRIDDLE, M., «Gastro-esophageal reflux disease (GERD)», Apotex Inc, Pharmawise Newsletter (mars 2003), vol. 7, n° 2.

QUIGLEY, E.M.M., «Factors that influence therapeutic outcomes in symptomatic gastroesophageal reflux disease», Amer J Gastroenterol (2003), vol. 98, Suppl 3, p. S24-30.

RAIHA, I., et autres, «Determinants of spymtoms suggestive of gastroesophageal reflux disease in the elderly», Scand J Gastroenterol (1993), vol. 28, n° 11, p. 1011-1014.

RAMIREZ, F.C., «Diagnosis and treatment of gastro-esophageal reflux disease in the elderly», Cleve Clin J Med (2000), vol. 67, n° 10, p. 755-766.

REVICKI, D.A., et autres, «The impact of gastroesophageal reflux disease on health-related quality of life», Am J Med (1998), vol. 104, n° 3, p. 252-258.

RICHTER J.E., et autres, «Acid perfusion test and 24-hour esophageal pH monitoring with symptom index. Comparison of tests for esophageal acid sensitivity», Dig Dis Sci (1991), vol. 36, n° 5, p. 565-571.

ROMAGNUOLO J., «Endoscopic "antireflux" procedures: Not yet ready for prime time», Can J Gastroenterol (2004), vol. 18, n° 9, p. 573-577.

RONKAINEN J., P. et autres, «High prevalence of gastroesophageal reflux symptoms and esophagitis with or without symptoms in the general adult Swedish population: a Kalixanda study report», Scan J Gastroenterol (2005), vol. 40, n° 3, p. 275-285.

RUHL C.E., et J.E. EVERHART, «Overwight, but not high dietary intake, increases risk of gastro-esophageal reflux disease hospitalization: the NHANES I epidemiological followup study», Ann Epidemiol (1999), vol. 9, n° 2, p. 424-435.

SAFADI, B.Y., «Laproscopic antireflux surgery», Minerva Chir (2004), vol. 59, n⁰ 5, p. 447-459.

SALVATORE S., B. HAUSER, et Y. VANDERPLAS, «The natural course of gastro-esophageal reflux», Acta Pediatr (2004), vol. 93, n⁰ 8, p. 1063-1069.

SALVATORE S., et Y. VANDERPLAS, «Gastroesophageal reflux disease and motility disorders», Best Practice & Res Clin Gastroenterol (2003), vol. 17, n⁰ 2, p. 163-179.

SANTÉ CANADA, Canada's Food Guide to healthy Eating: Canada's Physical Activity Guide; Vitality.

SARANI B., et autres, «Selection criteria among gastroenterologists and surgeons for laproscopic antireflux surgery», Surg Endosc (2002), vol. 16, n⁰ 1, p. 57-63.

SHAH A., J. URIBE, et P.O. KATZ, «Gastroesophageal reflux disease and obesity», Gastroenterol Clin North Am (2005), vol. 34, n⁰ 1, p. 35-43.

Shay S.S., et autres, «The effect of posture on gastroesophageal reflux events frequency and composition during fasting», Am J Gastroenterol (1996), vol. 91, n⁰ 1, p. 54-60.

SPILLER R.C., et autres, «The ileal brake – inhibition of jujenal motility after ileal fat perfusion in man», Gut (1984), vol. 25, n⁰ 4, p. 365-374.

SPILLER R.C., et autres, «Further characterization of the 'ileal brake' reflex in man – effect of ileal infusion of partial digests of fat, protein, and starch on jujenal motility and release of neurotensin, enteroglucagon, and peptide YY», Gut (1988), vol. 29, n⁰ 8, p. 1042-1051.

SPITZ, L. et E. MCLEOD, «Gastro-esophageal reflux», Semin Pediatr Surg (2003), vol. 12, n⁰ 4, p. 237-240.

STEIN M.R., (ed.), Gastroesophageal Reflux Disease and Airway Disease, 1999, New York, Marcel Dekker Inc., 364 p.

STENSON W.F., «The esophagus and stomach» dans SHILS M.E., J. A. OLSON, M. SHIKE (éd), Modern Nutrition in Health and Disease, 9ᵉ éd., 1999, Philadelphia, Lippincott Williams & Wilkins, p. 1125-1130.

STRANGHELLINI V., et autres, «Systemic review: Do we need a new gastro-esophageal reflux disease questionnaire?» Aliment Pharmacol Ther (2004), vol. 19, n⁰ 5, p. 463-479.

TALLEY N.J., et I. WIKLUND, «Patient reported outcomes in gastroesophageal reflux disease: an overview of available measures», Qual Life Res (2005), vol. 14, n⁰ 1, p. 21-33.

TAM W., et J. DENT, «Oesophageal disorders: future developments», Best Practice & Res Clin Gastroenterol (2002), vol. 16, n⁰ 6, p. 811-833.

TERRY P. J., et autres, «Antioxidants and cancers of the esophagus and gastric cardia», Int J Cancer (2000), vol. 87, n⁰ 5, p. 750-754.

TERRY P. J., et autres, «Inverse association between intake of cereal fiber and risk of gastric cardia cancer», Gastroenterol (2001), vol. 120, n⁰ 2, p. 387-391.

TERRY P. J., et autres, «Reflux-inducing dietary factors and risk of adenocarcinoma of the esophagus and gastric cardia», Nutr Cancer (2000), vol. 38, n⁰ 2, p. 186-191.

THOMSON A.B., A.N. BARKUN, et D. ARMSTRONG, «The prevalence of clinically significant endoscopic findings in primary care patients with uninvestigated dyspepsia: the Canadian Adult Dyspepsia Empiric Treatment – Prompt Endoscopy (CADET-PE) study», Aliment Pharmcol Therapeutics (2003), vol. 17, n⁰ 12, p. 1481-1491.

TOUGAS G., et autres, «Prevalence and impact of upper gastrointestinal symptoms in the Canadian population: Findings from the DIGEST study. Domestic/International Gastroenterology Surveillance Study» Am J Gastroenterol (1999), vol. 94, p. 2845-28.

TYTGAT G.N., «Are there unmet needs in acid suppression?», Best Practice & Res Clin Gastroenterol (2004), vol., 18, S, p. 67-72.

TYTGAT G.N., «Review article: Treatment of mild and severe cases of GERD», Aliment Pharmacol Ther (2002), vol. 16, Suppl 4, p. 73-78.

VAN HERWAARDEN M.A., et J.P.M. SMOUT, «Diagnosis of reflux disease», Best Pratice & Res Clin Gastroenterol (2000), vol. 14, n⁰ 5, p. 759-774.

VANDERHOFF B.T., et R.M. TAHBOUB, «Proton pump inhibitors: An update.», Amer Fam Physician (2002), vol. 66, p. 273-280.

VELANOVICH V., «The effect of chronic pain syndromes and psychoemotional disorders on symptomatic and quality-of-life outcomes of antireflux surgery», J Gastrointest Surg (2003), vol. 7, n⁰ 1, p. 53-58.

VELANOVICH V., et R. KARMY-JONES, «Psychiatric disorders affect outcomes of antireflux operations for gastroesophageal reflux disease», Surg Endosc (2001), vol. 15, n⁰ 2, p. 171-175.

VELDHUYZEN VAN ZANTEN S.J., et autres, «Evidence-based recommendations for short- and long-term management of uninvestigated dyspepsia in primary care: an update of the Canadian Dyspepsia Working Group (CanDys) clinical management tool» Can J Gastroenterol (2005), vol. 19, n⁰ 5, p. 285-303.

VENDENPLAS Y., et E. HASSALL, «Mechanisms of gastroesophageal reflux and gastroesophageal reflux disease», J Pediatr Gastroenterol Nutr (2002), vol. 35, n⁰ 2, p. 119-136.

WASHINGTON N., et autres, «Patterns of food and acid reflux in patients with low-grade oesophagitis – the role of an anti-reflux agent», Aliment Pharmcol Ther (1998), vol. 12, n⁰ 1, p. 53-58.

WIKLUND I., et P. BUTLER-WHEELHOUSE, «Psychosocial factors and their role in symptomatic gastroesophageal reflux disease and functional dyspepsia», Scand Gastroenterol Suppl (1996), vol. 220, p. 94-100.

WIKLUND I., «Review of the quality of life and burden of illness in gastroesophageal reflux disease», Dig Dis (2004), vol. 22, n⁰ 2, p. 108-114.

WILDI S.M., TUTUIAN R., et D.O. CASTELL, «The influence of rapid food intake on postprandial reflux: studies in healthy volunteers» Am J Gastroenterol (2004), vol. 99, n⁰ 9, p. 1645-1651.

WILKINSON S., Clinician's Guide to Oesophageal Disease, London, Chapman & Hall Medical, 1981.

WONG W.M., et autres, «Population-based study of noncardiac chest pain in southern Chinese: Prevalence, psychosocial factors and health care utilization», World J Gastroenterol (2004), vol. 10, n⁰ 5, p. 707-712.

WU A.H., C.C. TSENG, et L. BERNSTEIN, «Hiatal hernia, reflux symptoms, body size, and risk of esophageal and gastric adenocarcinoma», Cancer (2003), vol. 98, n⁰ 5, p. 940-948.

XING J., et J.D. CHEN, «Alterations of gastrointestinal motility in obesity», Obes Res (2004), vol. 12, n⁰ 11, p. 1723-1732.

ZHANG Z.F., et autres, «Adenocarcinoma of the esophagus and gastric cardia: the role of diet», Nutr Cancer (1997), vol. 27, n⁰ n⁰ 3, p. 298-309.

Remerciements

La rédaction d'un tel ouvrage ne serait pas possible sans le travail acharné d'une équipe dévouée. J'aimerais tout particulièrement remercier Bob Dees, notre éditeur, et Marian Jarkovich, la directrice des ventes et du marketing chez Robert Rose Inc. Mes remerciements vont aussi à Bob Hilderley, notre réviseur en santé qui a vraiment su «donner vie» à cet ouvrage, à Sue Sumeraj, notre réviseure des recettes, et à Jennifer MacKenzie qui les a testées. Ces personnes ont été d'une aide et d'un appui inestimables pendant la réalisation de ce projet. Le docteur David Armstrong, du service de gastroentérologie de l'Université MacMaster, a fait preuve d'une patience incroyable et a aidé à guider la rédaction de ce livre.

Barbara Wendland souhaite remercier personnellement:
Janet Chappell, directrice de l'école de nutrition de l'Université Ryerson, pour l'appui indéfectible que tu m'as offert pendant ce projet; Dan Mahoney, ainsi que mes autres collègues chez Ryerson et mes étudiants: vous m'avez guidée plus que vous ne le savez. Donna, Carol et tous mes collègues et amis du service de l'alimentation et de la nutrition chez Baycrest, un environnement de travail extraordinairement bienveillant et humain; Barry, pour tes conseils, ta compréhension et ton appui; Donna, Minnie, Elizabeth et Sally — vous m'avez toujours épaulée. Mes parents pour avoir favorisé mon sens de la curiosité et mon désir d'apprendre, deux atouts majeurs de ma vie. Tous ceux qui souffrent de reflux acide quotidiennement; vos expériences m'ont été d'une aide précieuse. Lisa Marie, pour ton énergie, ta vision et ta détermination inébranlable dans la réalisation de ce projet. Tu as créé une merveilleuse collection de recettes pour le grand plaisir gustatif de tous!

Lisa Marie Ruffolo souhaite remercier personnellement:
Mes parents, Carmen et Claudette Ruffolo, pour leur amour et leur appui, et pour m'avoir donné accès à leur cuisine! Mon partenaire, David Brennan; tes commentaires et ton amour inconditionnel me sont indispensables. Don Douloff, pour avoir procédé à une première évaluation des recettes, à titre de pigiste; mes collègues de travail chez Transcontinental Media, en particulier Lisette Speziale, Christopher Bland, Jeanette Forsythe, Adrian Hayes et Laurie Brooks Smith, qui ont été patients et conciliants pendant une période tellement occupée. Ma grand-mère, Vilma Vertolli, et mes futurs beaux-parents, Norma et Patrick Brennan, pour votre appui et pour m'avoir fait découvrir quelques-unes de vos merveilleuses recettes. Enfin, et surtout, Barb Wendland, pour le temps que tu as consacré à rendre cet ouvrage possible.